重症感染

刘 娇 著

中華醫學電子音像出版社
CHINESE MEDICAL MULTIMEDIA PRESS
北 京

图书在版编目（CIP）数据

重症感染 / 刘娇著．—北京：中华医学电子音像出版社，2021.9
ISBN 978-7-83005-353-6

Ⅰ．①重…　Ⅱ．①刘…　Ⅲ．①感染—疾病—诊疗　Ⅳ．① R4

中国版本图书馆 CIP 数据核字（2021）第 117542 号

重症感染
ZHONGZHENG GANRAN

著　　者： 刘　娇
责任编辑： 卫　轲
文字编辑： 周寇扣
校　　对： 张　娟
责任印刷： 李振坤
出版发行： 中华医学电子音像出版社
通信地址： 北京市西城区东河沿街 69 号中华医学会 610 室
邮　　编： 100052
E - mail： cma-cmc@cma.org.cn
购书热线： 010-51322677
经　　销： 新华书店
印　　刷： 北京云浩印刷有限责任公司
开　　本： 787 mm×1092 mm　1/16
印　　张： 8
字　　数： 184 千字
版　　次： 2021 年 9 月第 1 版　　2021 年 9 月第 1 次印刷
定　　价： 98.00 元

内容简介

本书从重症感染的定义、流行病学、常见病原学特点和高危因素及治疗策略方面紧密围绕重症感染的特点详细阐述，为读者提供最贴近临床的诊疗思路及循证医学证据，注重病例和理论结合，旨在阐明中国重症医学领域典型重症感染的特点，以期推动未来重症感染患者的精准诊疗。本书具有学术引领性和规范性，是重症医学同道重要的案头著作，可作为重症医学专业医务工作者、实习生和研究生的参考用书。

著者简介

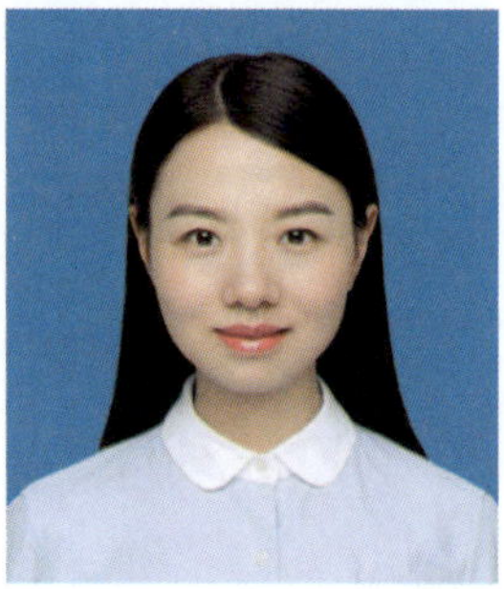

刘娇，美国纽约州立大学博士后，上海交通大学医学院附属瑞金医院北部院区重症医学科副主任。中国医师协会重症医学医师分会青年委员会副主任委员，中华医学会重症医学分会青年委员，中华医学会重症医学分会肾脏学组组员，中国卫生信息与健康医疗大数据学会重症医学分会常务委员兼副秘书长，中国老年医学学会重症医学分会委员，上海市医学会危重病专科分会委员兼秘书，上海市医师协会重症医学医师分会委员，上海市医学会感染与化疗专科分会青年委员会副主任委员，上海市中医药学会重症医学分会委员兼青年委员组副组长等。在 *Journal of Clinical Investigation*、*Critical care*、*Journal of Infection disease*、*Clinical microbiology and infection*、*SHOCK* 等杂志上发表学术论文 40 余篇，其中 SCI 收录 26 篇；主持国家自然科学基金青年基金、国家自然科学基金面上项目等 6 项基金。获湖北省科学技术奖二等奖和武汉市科技进步奖二等奖，并获中华医学会重症医学分会授予“重症医学青年研究者奖”，美国休克学会授予“New Investigator Award”及全国英语病例演讲大赛“ICU Voice”第一名。

序

《重症感染》是重症医学领域一本非常重要的著作。该书不仅可以为重症感染患者的诊治提供临床诊疗思路，还可以丰富重症医学从业人员重症感染的相关理论知识。重症感染的诊断往往存在众多临床难点，包括病原学的诊断、抗生素的选择等。为了解决这些难题，本书共收集了13例重症医学科生动典型的感染病例，涉及不同感染部位，包括免疫抑制状态的人群，详细地阐述了重症感染的定义、流行病学、病原学特点及抗感染策略。该书覆盖的读者对象广泛，临床医务工作者、实习生、规培轮转生及研究生等，均可从本书的内容中获益。

我相信《重症感染》的出版，能够让读者迅速拓展重症感染的相关理论知识，并获得重症感染诊治的临床思路，促进读者在阅读中思考，全面提升读者的重症感染诊疗思维。

陈德昌　教授
上海交通大学医学院附属瑞金医院重症医学科主任
中华医学会重症医学分会候任主任委员
2021年5月

前　言

随着现代医学的发展，我国的重症医学在这个伟大的时代中逐步发展壮大。重症医学作为临床医学专业中的一个新兴学科，在重症患者救治中发挥着至关重要的作用。重症患者病情复杂，感染相关并发症发病率高，显著增加医疗负担和死亡率。近年来，抗感染治疗和器官功能支持技术取得了长足的进步，但重症感染患者的预后仍不乐观。因此，探索规范的诊疗手段，建立规范的治疗方案依然是重症医学的当务之急。

重症感染患者不仅流行病学特征多样，致病微生物复杂，而且感染部位多变。常见的感染部位包括呼吸道、肺、皮肤软组织、腹腔和心内膜等。与此同时，部分患者存在基础疾病，如恶性肿瘤、艾滋病等，严重影响患者预后。随着重症医学学科建设日趋完善，对感染的认识也在逐渐深入，不同重症感染病种规范化治疗体系的建设已迫在眉睫。

重症感染的诊断仍然是临床面临的难题之一，早期诊断依赖于临床医师对患者的临床表现、实验室检查及生物标志物的综合判断。但每个病例都具有其特殊性，不能盲目比样画瓢。医学理论需要与临床实践紧密结合，只有不断地探寻，不断地将理论联系实际，结合本书对病例的分析思路，才能在大量的病例诊断分析中寻找最恰当的治疗方式。同时，对临床患者的诊疗过程不断地思考和总结，才能提升对重症感染的认知，寻找到一条既具有普遍性又具有个体化的重症感染诊疗思路。

本书分为 13 章，结合著者自身的临床经验，系统地介绍了不同部位的感染特点及临床治疗策略，提出恰当的抗感染策略，对每个病例做出详细的例证，同时，针对不同重症感染病种的定义及其流行病学做了全面的概括和描述，具有临床实践性和创新性。本书注重提升读者对重症感染的诊治能力，引发读者的深刻思考。本书可作为重症医学专业医务工作者、实习生和研究生的实用参考用书，以期不断提高我们的感染诊疗水平。

刘　娇

2021 年 6 月

目　　录

第一章　脓毒症和脓毒症休克

一、脓毒症和脓毒症休克的定义

脓毒症是一个全球性的公共卫生问题，尽管现代医学取得了不小的进步，但每年全球仍有超过 530 万人死于脓毒症，它仍然是非冠状动脉重症医学科危重患者死亡的主要原因，估计总病死率为 30%。脓毒症一词最初来源于古希腊，第一次对脓毒症的描述是公元前 1600 年古埃及，21 世纪以后，导致脓毒症的病原体与机体免疫炎性反应之间复杂的反应才得以完善，从而使人们了解到其病理生理学和生物学变化的特点。对脓毒症的定义最开始于 1992 年的第一次美国胸科医师学院 / 美国危重病学会（ACCP/SCCM）共识会议，认为它是与感染和全身炎症反应综合征（systemic inflammatory response syndrome，SIRS）相关的体征，可继发于多种感染源，但败血症不是定义脓毒症的必要条件。召开于 2001 年的第二次美国胸科医师学院 / 美国危重病学会（ACCP/SCCM）共识会议延续了先前大部分条目，但是认为全身炎症反应综合征不是脓毒症的特例，它可见于许多疾病，如外伤或胰腺炎等。2004 年，《拯救脓毒症运动指南》（Surviving Sepsis Campaign，SSC）依据既往脓毒症定义衍生出基于方案的全球脓毒症治疗策略，美国医疗保险和医疗补助服务中心（Centers for Medicare and Medicaid Services，CMS）继之将脓毒症定义为发生感染并符合至少 2 项 SIRS 标准［体温＜36℃或＞38℃；心率＞90 次 / 分；呼吸频率（respiratory rate，RR）≥20 次 / 分或二氧化碳分压（partial pressure of carbon dioxide，$PaCO_2$）≤32 mmHg；白细胞计数（white blood cell，WBC）＜4×10^9/L 或＞12×10^9/L］。严重脓毒症定义为脓毒症伴器官功能障碍（包括血乳酸＞2 mmol/L）。将脓毒症经液体复苏无效而需要血管升压素支持或血乳酸≥4 mmol/L 者定义为脓毒症休克。2016 年 2 月，《第三版脓毒症与感染性休克定义国际共识》（简称脓毒症 3.0）对脓毒症和脓毒症休克的定义发布，其目的是为提高临床护理、流行病学等的研究提供更清晰的定义，并取消了严重脓毒症的定义，将脓毒症定义为宿主对感染的失控反应导致的危及生命的器官功能障碍。脓毒症休克的定义为在未发生低血容量时，需要通过血管升压药物来维持平均动脉压≥65 mmHg 和血清乳酸＞2 mmol/L。脓毒症休克所致循环系统、细胞功能和代谢功能的严重异常会大幅增加死亡风险，该定义的本质是对患者进行分级，以便更好地进行治疗，但并没有改变脓毒症的诊断和早期管理。

尽管 CMS 和脓毒症 3.0 的定义目前均用于临床实践，但二者术语和脓毒症诊断标准不同，包括血压和血乳酸临界值。CMS 推荐 SIRS 用于对脓毒症的识别，而脓毒症 3.0 则使用序贯器官衰竭评分（sequential organ failure assessment，SOFA）（表 1-1）或其快速版本（quick SOFA，qSOFA）[评分标准：RR≥22 次 / 分；收缩压≤100 mmHg；意识改变，格拉斯哥昏迷量表评分（Glasgow coma scale，GCS）<15 分] 来定义脓毒症。SOFA 评分通常用于临床和研究实践中追踪单个或多个器官衰竭，但所需的信息收集起来比较麻烦，通常不能在床边获得以帮助临床决策。qSOFA 的优势在于其在临床实践中易于获得，疑似或确诊感染的患者如 qSOFA 评分≥2 分则作为加强频繁监测和入住重症监护病房（intensive care unit，ICU）积极治疗的触发因素，虽然 qSOFA 可以识别出严重的器官功能障碍，并预测脓毒症的死亡风险，但仍具有局限性，主要包括：①临床医师是否具备将感染确定为器官功能障碍原因的能力，但这在早期并不明显，使其对诊断早期脓毒症的敏感性较弱；②先前存在的慢性病可能影响精准的 qSOFA 和 SOFA 评分；③ qSOFA 仅在 ICU 之外得到验证，在已经进入 ICU 的患者中使用有限。已有研究建议使用 SIRS 标准识别脓毒症，而 qSOFA 仅应作为脓毒症分拣工具。

表 1-1 序贯器官衰竭评分

系统	0 分	1 分	2 分	3 分	4 分
呼吸系统					
PaO_2/FiO_2（mmHg）	>400	≤400	≤300	≤200	≤100
凝血系统					
血小板（$\times 10^9$/L）	>150	≤150	≤100	≤50	≤20
肝功能					
胆红素（μmol/L）	<20	20～32	33～101	102～204	>204
心血管系统	MAP≥ 70 mmHg	MAP< 70 mmHg	DA≤5 μg/（kg · min）或使用多巴酚丁胺（任何剂量）	DA 5.1～15 μg/（kg · min）、肾上腺素≤0.1 μg/(kg · min）或去甲肾上腺素≤ 0.1 μg/（kg · min）	DA>15 μg/（kg · min）、肾上腺素>0.1 μg/(kg · min）或去甲肾上腺素> 0.1 μg/（kg · min）
中枢神经系统					
格拉斯哥昏迷评分（分）	15	13～14	10～12	6～9	<6
肾功能					
肌酐（μmol/L）	<110	110～170	171～299	300～440	>440
尿量（ml/d）				≤500	≤200

注：每个系统评分越高代表器官功能越差；MAP 为平均动脉压；DA 为多巴胺

随着我们对脓毒症的不断认识，脓毒症的定义也在不断更新变化，这些定义是对当前知识的最佳总结，但这些定义并不是金标准。脓毒症是感染导致失控的免疫反应，进而导致可威胁患者生命的器官功能障碍的过程。目前尚不清楚这些符合上述顺序的事件是否总是这样发生，此外，还有其他非感染性病理生理过程与感染引起的病理生理改变是一样的，我们都将其称为脓毒症。至今人们仍然认为脓毒症主要的病理生理改变与免疫相关，但对该异常的免疫反应过程的研究仍十分有限，具体情况尚未可知。

二、脓毒症和脓毒症休克的诊断与评估

（一）病因

脓毒症几乎可以源自任何微生物感染，因此，临床表现形式繁多，地域之间差异很大。脓毒症可以源于社区获得性感染，也可以来源于医院内或其他医疗机构内的感染。有文献报道，医院治疗的脓毒症病例中约有 80% 源于社区。导致脓毒症最常见的感染部位是肺（64%），其次是腹部（20%）、血液（15%）、肾及泌尿生殖道（14%）。虽然，感染革兰阳性菌比革兰阴性菌更普遍，但是危重患者脓毒症发病状况（sepsis occurrence in acutely ill patients，SOAP）研究报告指出，脓毒症患者中由革兰阳性菌和革兰阴性菌感染的患病率几乎相等，金黄色葡萄球菌（革兰阳性菌）和假单胞菌种、大肠埃希菌（革兰阴性菌）是最常被识别出的病原菌。然而，2012 年联合国重症监护研究显示，在美国革兰阴性菌感染比革兰阳性菌感染更常见。

脓毒症的关键因素包括感染、伴随的基础疾病、慢性器官衰竭、药物、留置装置、免疫抑制或免疫功能低下、最近已知的感染或定植与特定病原体的性质，以及过去 3 个月内使用的抗菌药物等。此外，患者获得感染时的地点（如社区、慢性病护理机构、医院急诊部等），当地病原体患病率及社区和医院中常见局部病原体的易感性模式也必须考虑在内。引起感染性休克最常见的病原体是革兰阴性菌、革兰阳性菌及混合细菌微生物。在特定的患者中应考虑侵入性念珠菌病、中毒性休克综合征（toxic shock syndrome，TSS）和一系列罕见的病原体。在某些特定条件下，患者面临非典型或耐药病原体感染的风险。例如，中性粒细胞减少的患者存在特别广泛的潜在病原体的风险，包括抗革兰阴性杆菌和念珠菌属。有医院感染的患者发生脓毒症可能性更高，尤其易感染耐甲氧西林金黄色葡萄球菌（methicillin resistant *Staphylococcus aureus*，MRSA）和耐万古霉素肠球菌的患者。

（二）危险因素

大多数脓毒症发生的危险因素都集中在患者的感染易感性上（表 1-2）。高龄或婴幼儿、免疫抑制性疾病（如获得性免疫缺陷综合征）、恶性肿瘤、免疫抑制药、糖尿病、酗酒、留置导管及其他涉及皮肤完整性改变的疾病，均使患者易发感染。有证据表明，缺乏锻炼的人如果患脓毒症，其死亡风险会增加。在感染患者中，脓毒症和器官功能障碍的危险因素的特征不太明确，但除了病原体相关因素外，可能还包括合并症和宿主遗传因素。宿主遗传学可能会增加感染的风险和感染引起脓毒症的风险。多项研究检验了核酸多态性在脓毒症中的影响，其中研究最多的是肿瘤坏死因子 α（tumour necrosis factor α，TNF-α）和 Toll 样受体的多态性。由于脓毒症危险因素很复杂，因此，脓毒症的进展和临床表现涉及多个基因 - 基因和基因 - 环境相互作用。各种候选基因研究已鉴定出多态性，但尚未稳定地重复这些实验。尽管目前仍无法实现基

于个体遗传特征的脓毒症个体化治疗，但这一研究领域将继续发展，将来采用个体化管理的方法可能是可行的。

表 1-2 发生感染的危险因素

感染	危险因素
普通感染	宿主遗传学（如肿瘤坏死因子 α、Toll 样受体多态性）
	极端年龄
	遗传性免疫抑制
	流行病或传染病的暴露
	获得性免疫抑制或免疫调节异常（如癌症、免疫抑制药物、糖尿病、酗酒、留置导管、皮肤改变的状况）
原发性血液感染	留置导管
	肠外营养
胸部感染	与普通感染相同
	慢性阻塞性肺疾病
	长时间插管
	最近的胸、腹、大型骨科手术
尿路感染	留置导管
	行动不便（如养老院居民）
	女性
败血症	定义较少
	与感染风险相同

（三）临床表现

在脓毒症中，宿主对感染的反应表现为感染的症状、体征及急性器官功能障碍。这种功能障碍可导致多器官功能衰竭、酸中毒和死亡。尽管传统上一直使用 SIRS 标准来描述脓毒症的发作，但有人质疑 SIRS 标准敏感度高但特异度低。Kaukonen 等发现 SIRS 标准可能不够敏感，其研究发现，一个亚组的患者在 ICU 前 24 h 内不符合 SIRS 标准，且不符合 SIRS 四项标准中的 2 项标准，但这些患者却是脓毒症患者。尽管没有达到 SIRS 标准，但这些患者的死亡风险很高。因此，在临床实践中，SIRS 标准缺乏特异性，也不够敏感。实际上，普通感冒的患者可以符合多个 SIRS 标准，但不太可能需要入住 ICU。相反，在没有感染的情况下（如胰腺炎、创伤），可因症状严重而需要入住 ICU 和器官支持。而感染可使这些情况变得复杂，在此种情况下，很难区分 SIRS 和脓毒症。因此，临床医师应确定感染和器官功能障碍的标准。

脓毒症的临床表现取决于感染的部位［如肺部感染和尿路感染（urinary tract infection，UTI）］和宿主反应，患者通常会出现全身不适和非特异性体征，如发热或体温过低、心动过速或精神状态改变。患者也可能出现低血压，但无低血压并不能排除脓毒症或因此判断病情不重。即使血压正常，但器官灌注可能已经受到损害。即使感染的表现在胸部以外，患者也可表现出气体交换功能受损，并且出现少尿、皮肤瘀斑及毛细血管充盈时间延长（>3 秒）。实验室检查有助于协助临床判断，临床医师应关注乳酸水平、WBC（增多或减少）、C 反应蛋白（C-reactive protein，CRP）或降钙素原（procalcitonin，PCT）的增多、尿常规、肝肾功能及凝血功能的改变。

（四）生物标志物诊断脓毒症

生物标志物已经在各个医学领域的临床实践中实施，包括心脏病学（如心肌梗死中的肌钙蛋白 T）、血管病学 [如疑似肺栓塞的患者中的 D- 二聚体（D-dimer，DD）]，特别是肿瘤学。在脓毒症诊断方面，生物标志物的使用仍处于起步阶段。脓毒症的特征是复杂的病理生理学和受影响患者的异质表型，包括症状、对治疗的反应和结局。目前，尚无诊断脓毒症的金标准，没有工具来辅助选择、评估和降级治疗，也没有可靠的方法来评估风险概况或预测预后。生物标志物可能是脓毒症个体化医疗的关键，患者可根据其独有的特征接受定制治疗。生物标志物是天然存在的分子、基因或其他物质，通过它们可以识别特定的生理或病理过程。在临床环境中，一旦生物标志物可以协助诊治决策，它就是有用的。理想的生物标志物要具有快速反应性、高敏感度和高特异度、可被全自动检测装置识别，以及周转时间短、检测成本低、可广泛开展等特征。2001 年，“国际脓毒症定义会议”首次将 CRP 和 PCT 作为脓毒症中的生物标志物。2008 年，PCT 被提议作为辅助诊断标志物，以区分急性细菌感染和其他炎症状态。临床表现（SIRS 标准，qSOFA 等）及实验室和微生物学发现（可以支持诊断的数据）是非特异性的，经常出现在脓毒症后期，从而影响了早期治疗的开始。相反，生物标志物是从炎症反应早期开始出现，一些新的生物标志物在非感染性炎症和脓毒症中有不同的表达。

CRP 是 Tillett 和 Francis 在 1930 年发现的一种急性期蛋白。白介素（interleukin，IL）-6 与 IL-1 协同作用，是 CRP 产生的主要诱因，健康受试者的正常浓度<5 mg/L。在炎症反应时，其血清浓度可能增加 1000 倍。肝脏 CRP 的合成在感染 6～8 h 开始，其峰值浓度在感染开始 36～50 h 出现。最近的研究显示，CRP 不足以区分感染患者和未感染患者。感染后第 2 天和第 4 天的 CRP 比值比单个 CRP 值更能预测感染和（或）抗生素治疗的效果。其他研究也显示，炎症反应后期 CRP 对生存率更具有预测价值。

生理状态下 PCT 由甲状腺的 C 细胞产生。当机体发生细菌感染，与病原体 [病原体相关分子模式（pathogen-associated molecular patterns，PAMPs）、脂多糖（lipopoly-saccharide，LPS）、肽聚糖] 相关的分子模式会刺激 C 细胞，开始产生 PCT。在脓毒症发生时，PCT 在机体组织和细胞中持续释放，特别是肝中的巨噬细胞和单核细胞。在细菌内毒素存在的情况下，2～3 h 即可以在血浆中检测出 PCT，12～48 h PCT 浓度达到峰值。PCT 的正常范围<0.5 ng/ml。手术，严重外伤，侵入性操作和烧伤可使 PCT 浓度升高，但幅度较小，通常<2 ng/ml。如果 PCT 值<0.2 ng/ml，则阴性预测值>90%。在病毒感染中，PCT 浓度升高幅度最小。PCT 水平的监测有助于判断抗生素治疗的效果。与 PCT 浓度变化趋势相比，绝对值是最不相关的参数，例如，建议的抗生素开始使用后，24 h 内 PCT 水平降低 30% 或更多，可以认为该抗生素方案有效。如果 PCT＜0.25 ng/ml 或已降低＞90%，则接受抗生素治疗的社区获得性肺炎（community-acquired pneumonia，CAP）患者应停用抗生素。PCT 可作为感染的诊断生物标志物和指导治疗决策的辅助手段。尽管一些研究表明，PCT 对于降低病死率没有实质性的益处，但它缩短了抗生素的使用时间，特别是在呼吸道感染的患者中。此外，最近的荟萃分析表明，脓毒症患者的基线 PCT 浓度与清除率、病死率密切相关。

三、脓毒症和脓毒症休克的流行病学

脓毒症的真实发病率尚不清楚，发达国家脓毒症发病率为（66～300）/10 万，病死率为 27%～36%。脓毒症的发病率取决于脓毒症的定义、病原体、报告机制（如使用国际疾病分类 9 编码系统）及对器官支持或重症监护的需求。这些因素导致不同地区的估算值之间的差异显著。2001 年，Angus 等报道，在美国，严重脓毒症的发病率超过 75 万例 / 每年（每 10 万人中 300 例），相当于每 100 例出院患者中有 2.26 例是脓毒症患者。2017 年，在美国脓毒症的发病率增长到高达 437 例 /10 万。另有数据显示，在英国，在 ICU 中脓毒症的患病率占所有 ICU 入院人数的 27%，在美国，该病的患病率是 12%。导致这种差异的部分原因可能是：美国比英国可用的 ICU 床位多，且美国与英国的分诊模式和入院标准也不同；部分机构使用特异性低的 SIRS 标准来诊断脓毒症，从而导致对脓毒症发病率的高估。但是，总的来说，脓毒症的发病率可能被严重低估，并且随着人口的老龄化，发病率将继续升高。有数据表明，因脓毒症而死亡的病例占美国所有医院内死亡病例的 1/3～1/2。尽管这些数据代表了发达国家脓毒症的发病率，但大多数脓毒症导致的死亡发生在资源贫乏的国家，很难准确估计这些国家脓毒症的发病率。有文献提示，全球有 90% 的胸部感染死亡病例发生在资源贫乏地区。900 万死于胸部感染的新生儿和婴儿病例中，约有 70% 与脓毒症有关，且大多数病例发生在亚洲和非洲。

我国学者开展了一项全国性的横断面调查，以了解中国 ICU 败血症患者的流行病学特征。2015 年 12 月 1 日至 2016 年 1 月 31 日，中国大陆地区共有 44 家医院加入了此项研究。该研究记录了人口统计学、生理学和微生物学数据，并进行了 90 天的随访，计算脓毒症的发病率和 90 天病死率。该研究纳入了 2322 例脓毒症患者，其中 786 例患者（33.9%）为医院获得性脓毒症，最常见的感染部位是肺（68.2%），其次是腹部（26.6%）和血流感染（bloodstream infection，BSI）（7.8%）。ICU 的脓毒症发病率为 20.6% [95% 可信区间（confidence interval，*CI*）：15.8～25.4]，90 天病死率为 35.5%。脓毒症、严重脓毒症和脓毒症休克的比例分别为 3.10%、43.6% 及 53.3%，90 天病死率分别为 2.78%、17.69% 及 51.94%。老年人、低体重、SOFA 评分更高、SIRS 符合的项目数、合并心力衰竭、血液肿瘤、免疫抑制状态、乳酸水平升高、感染部位（肺炎和血流）与 90 天病死率相关性高。

脓毒症可能是其他导致死亡的病因（如晚期癌症）的终点事件。脓毒症的基线病死率很可能是综合征本质的一部分。在临床实践中，尽管我们尽了最大的努力来了解、认识和治疗该病，但期望病死率降至零是难以实现的。

四、脓毒症和脓毒症休克的处理原则

脓毒症和脓毒症休克的管理应作为紧急医疗情况进行处置。对患者进行脓毒症、脓毒症休克体征及症状筛查有助于早期诊断和干预。有效的治疗应侧重于及早干预，包括清除感染源。通过适当的实验室检验和影像学检查积极评估未识别的感染部位或未充分引流的脓肿，是脓毒症初始治疗的关键。此外，尽早进行适当的抗生素治疗，通过液体复苏恢复组织灌注，以评估液体复苏程度和治疗器官功能障碍为指导的高级干预措施，应作为脓毒症初始治疗的一部分。快速建立静脉通路、血液及其他必要标本的培养，以及进行器官功能障碍和组织灌注不足的评估也是必要的工作。尽管我们现在对脓毒症病理生理学过程有了更多的了解，但尚未转化为可有效改变疾病进程的干预措施。脓毒症与感染有关，尽管优化了抗生素的使用，但可选择的治疗措施仍很少，且不能根据患者对感染的应答进行个性化治疗。许多研究试图找出改变炎症反应进程的方法，目前为止都失败了。在缺乏纠正这种疾病进程或改变疾病的治疗方法之前，唯一可行的选择是控制感染和支持衰竭的器官系统。

（一）初始液体复苏

血流动力学不稳定定义为收缩压＜90 mmHg，MAP＜70 mmHg，或者收缩压比基线降低＞40 mmHg 或乳酸浓度升高≥4 mmol/L，SSC 建议在第 1 个小时内开始快速静脉滴注 30 ml/kg 的晶体溶液。在小儿脓毒症中，建议初始液体负荷（晶体溶液或白蛋白）为 20 ml/kg，最多可以增加至 60 ml/kg。

以上建议具有争议，在医疗资源有限的情况下，与标准疗法相比，在儿童疟疾患者和脓毒症休克成人中，液体负荷疗法的预后较差。针对复苏液体的选择，多项研究比较了晶体溶液和胶体溶液的液体复苏，结果显示，未发现胶体溶液为主的液体复苏使患者获益更大。此外，使用胶体溶液会导致医疗费用增加和肾毒性的风险增加（白蛋白不会增加肾毒性风险），因此，最初的液体复苏应使用晶体溶液。如果需要应用胶体溶液，与人工胶体液相比，人血清白蛋白被推荐为首选。在晶体溶液中，相较于使用 0.9% 氯化钠溶液，使用平衡的晶体溶液（如林格乳酸或哈特曼溶液）进行复苏的益处更大，并且有证据表明，采用氯化物限制性复苏策略与降低急性肾损伤（acute kindey injury，AKI）的发生率和肾脏替代治疗的需求有相关性。这一发现已在 ICU 中进行的一项大型整群随机研究中得到证实。与接受 0.9% 氯化钠溶液治疗的患者相比，接受平衡盐溶液治疗的患者的死亡、肾脏替代治疗或持续性肾功能不全发生率较低。在非危重患者中比较平衡盐溶液和 0.9% 氯化钠溶液的效能时，未观察到预后的差异。然而，尽管有证据表明平衡盐溶液对危重患者有一定益处，但没有足够的证据证明，可用平衡盐溶液完全取代 0.9% 氯化钠溶液。建议在使用 0.9% 氯化钠溶液时检测血氯浓度，如果发生高氯血症且需要补液时，可使用平衡盐溶液。

（二）控制感染源

脓毒症的最佳治疗是控制感染源，即清除受感染的组织、引流脓肿或清除受感染的器械。可通过经皮引流或开放手术控制感染源。有观察数据表明，早期感染源控制不佳者 28 天病死率可从 26.7% 上升到 42.9%。感染源的控制是脓毒症管理中的最基本步骤。

（三）抗生素治疗

多个脓毒症和脓毒症休克研究的数据表明，及时、适当的抗生素治疗与改善患者的预后相关。关于低血压患者的一项被广泛引用的观察性研究表明，抗生素治疗的延误与死亡之间存在关联。抗生素的应用时间每延迟 1 h，死亡风险就会增加 7%。脓毒症患者（器官功能障碍且无脓毒症休克）也显示出类似的关联。然而，抗生素治疗时机的证据并未得到试验数据的支持，一直存在争议。抗生素种类的选择，抗生素是否敏感，是否适合患者的病情，而不仅是开始使用抗生素的时间。抗生素可产生不良反应，滥用抗生素会增加抗生素的耐药性。目前为止，尚无相关的临床试验可以解答我们的疑惑。因此，尽管一些研究表明，稍加延迟使用抗生素会产生不利影响，但重要的是在整个治疗过程中要从始至终地重视抗生素在脓毒症管理中的地位，并且应避免不必要的抗生素治疗。鼓励临床医师在识别出脓毒症或脓毒症休克后立即迅速使用广谱抗生素治疗，之后快速降阶梯治疗。不合适的初始治疗会增加死亡风险，而在诊断脓毒症时较难立即获得病原体的培养结果，因此，抗生素治疗很大程度上为经验性治疗，应针对所有可能的病原体进行抗生素治疗，一旦确定了致病的病原体，立即调整抗生素治疗方案。

2017 年 SSC 建议：①脓毒症诊断后应尽快开始静脉注射抗菌药物（最好在 1 h 内）；②初始治疗应该进行广谱覆盖（使用单药或联合用药）；③在临床允许的情况下，在确定了致病微生物及其药敏后应缩小抗菌谱；④应在公认的药动学和药效学的基础上优化抗菌药物的剂量策略；⑤在临床允许的情况下，应尽早考虑抗生素降级。

通过抗菌谱或请感染科专家会诊可使经验病原体覆盖率更高。如患者特异性抗微生物治疗方案难以确定，则需感染科专家会诊。传染病专家的早期参与可在某些情况下改善结果（如金黄色葡萄球菌菌血症）。尽管限制性使用抗生素是减少病原体耐药和控制成本的重要策略，但它不适用于脓毒症患者。患有脓毒症或脓毒症休克的患者通常需要经验性的广谱抗生素治疗，直到确定致病微生物及其抗菌药物敏感性为止。此时，应通过去除不必要的抗菌药物并用针对性的窄谱抗生素替代广谱药物来缩小覆盖范围。但是，如果相关病原体培养为阴性，则根据临床表现缩小覆盖范围。

以下是几种临床常用抗生素的用药建议。早期万古霉素谷浓度不足［与抗生素最低抑菌浓度（minimal inhibitory concentration，MIC）相比］会引起严重 MRSA 感染，最终导致临床治疗失败。例如 β- 内酰胺类抗生素，MIC 以上的血浆药物浓度持续时间越长，抗菌治疗效果越好，与药物临床疗效相关的参数是达标浓度所持续的时间 / 给药间隔时间（%T）＞MIC，当 %T＞MIC≥50%，即可达到最佳治疗效果，增加 %T＞MIC 的最简单方法是增加给药频率（总日剂量不变）。但此类药物浓度达到 MIC 值的 4 倍时，抗菌作用就会达到饱和，即使再增加药物浓度也不会增加抗菌作用。当然，对于不同细菌，抗生素的 %T＞MIC 也有不同要求。对于金黄色葡萄球菌，β- 内酰胺类药物需要 %T＞MIC≥50% 即可取得良好效果；对于肺炎链球菌和肠杆菌，β- 内酰胺类药物的 %T＞MIC 为 60%～70% 才能取得良好的临床效果。此外，一些荟萃分析表明，延长 / 持续输注 β- 内酰胺可能比间歇性快速输注更有效，特别是对于耐药菌感染和重症患者而言。氨基糖苷类和氟喹诺酮类药物的最佳给药策略包括优化药物血药浓度峰值。氨基糖苷类药物可每日给药一次，与每日多次给药方案相比，每日给药一次的临床疗效与每日多次给药相当，并降低了肾毒性。因此，建议肾功能受损的患者每日给予氨基糖苷类药物一次。长期轻度肾功能受损的患者仍应接受每日一次的剂量。对氨基糖苷类的血药浓度进行监测可确保谷浓度足够低以使肾毒性最小化。在过去的几十年里，由于真菌引起的脓毒症发病率增加了 200%。对于有风险的患者，包括全肠外营养、近期暴露于广谱抗菌药物、腹腔脏器穿孔、免疫功能低下状态或临床高度怀疑真菌感染时应考虑抗真菌药物。脓毒性休克的患者如具有真菌感染的危险因素，应考虑加用棘白菌素或两性霉素 B 脂质体，唑类适合血流动力学稳定的患者。倾向性匹配分析和荟萃分析 / 荟萃回归分析表明，多药联合治疗使高死亡风险的重症脓毒症患者的存活率升高，尤其是脓毒症休克患者。

虽然存在关于多种抗生素联合治疗以早期药物降级的共识，但缺乏关于触发降级的精确标准的一致意见。常用的评估降级的方法包括：①临床进展（休克减轻，血管活性药物需求减少等）；②生物标志物（特别是降钙素原）所表明的感染消退；③相对固定的联合治疗持续时间。将来我们可能会看到抗生素耐药率升高。所以在脓毒症患者中正确使用抗生素对最大限度地减少抗生素耐药至关重要。大多数抗生素未用于人类，而是在动物和工业食品中使用。基于这些原因，世界抗生素耐药联盟工作组已经成立，目的是制定有关抗生素使用的全球政策，其中一些举措将会使某些抗生素的使用仅限于人类。

（四）进一步的血流动力学稳定和液体复苏反应性评估

初次液体复苏后仍有持续血流动力学不稳定迹象者，应评估液体复苏的反应性。评估和预测液体反应性的方法主要包括心排血量、每搏输出量监测，对中心静脉压的测量，以及下腔静脉直径随呼吸的变化程度和脉压变化。临床医师应避免使用静态方法评估容量状态。与使用肺动脉导管进行热稀释法评估相比，中心静脉压指导复苏已被发现只在 50% 的病例中是准确的。2017 的荟萃分析显示，在目标导向治疗中，使用动态评估容量的方式与较低的病死率风险、较短的 ICU 住院时间和较短的机械通气时间相关。有 2 种动态测量方法被用来估计额外容量对心脏输出的影响，即快速推注和被动抬腿试验。后一种方法是通过改变体位（由半卧位到平卧位再到同时被动地抬起双腿）将 200～300 ml 的血液从下肢回流到中央循环。这 2 种方法所引起的心排血量变化可通过直接测量（如热稀释法、心超或脉冲轮廓分析）或使用替代方法（如脉压变化）进行测量。此外，心排血量的变化可以通过机械通气时呼吸机上的心肺交互作用来评估，即在吸气和呼气循环中使用脉压变化、搏出量变异及下腔静脉直径变异来评估胸腔内压力的变化，继而反映心排血量变化。上述动态测量方法在预测预负荷反应性方面比静态测量更准确，因此，建议应用于指导液体管理。但快速推注或被动抬腿试验具有局限性。尽管给予液体推注仍是测量危重患者液体复苏反应性的金标准，不加区别地给予液体会带来液体过量的风险。特别是心肺储备有限的患者，可引起肺水肿、低氧血症、呼吸衰竭、其他器官水肿、腹内压增高，延长 ICU 住院时间和机械通气时间，甚至增加死亡风险。SSC 建议，在持续低灌注患者中进行初步液体复苏后，如静态或动态观察检测到血流动力学有所改善，应继续进行液体复苏。但临床医师必须意识到在这些初始阶段，体液超负荷的风险很高。考虑到这一点，应对液体复苏进行如下管理。①抢救阶段：在最初的几分钟至几小时内，需要大剂量液体（1～2 L 晶体溶液）来逆转低灌注和休克；②优化阶段：应权衡给予额外液体以改善心排血量和组织灌注的益处和潜在危害；③稳定阶段：在脓毒性休克发生 24～48 h，应尝试实现净中性或轻度负平衡；④撤退阶段：以休克消退和器官恢复为标志，应触发积极的液体去除策略。

（五）中心静脉血氧饱和度

2014—2015 年发布的 3 项大型、多中心的随机对照试验（randomized controlled trial，RCT）研究发现，患者在及时接受初始液体复苏和抗生素治疗的背景下，采用达到特定的中心静脉压和中心静脉血氧饱和度（$ScvO_2$）指标为目标导向的疗法无法使患者获益。

（六）血清乳酸

有证据表明，有血清乳酸指导的复苏可显著降低与血清乳酸浓度升高（＞4 mmol/L）相关的病死率。但这种方法仍存在争议，高乳酸血症并非只见于组织灌注不足。血清乳酸浓度的升高对脓毒症患者预后的判断仍然具有重要意义，降低血清乳酸浓度与改善预后相关。因此，反复测量血清乳酸浓度可监测其动态变化并指导进一步治疗。

（七）血管活性药物

在脓毒症休克患者中，充分液体复苏后持续低血压和组织灌注不足是由于失去正常的交感神经血管张力，继而导致血管扩张、神经内分泌紊乱、心肌抑制、微循环障碍及线粒体功能不全。血管升压药和正性肌力药物通过相应增加动脉压和心排血量来恢复组织氧输送。对于大多数需要升压药支持的脓毒症休克患者，MAP 为 65 mmHg 是合适的初始目标。Asfar 及其同事报道，与较低的 MAP 目标（65～70 mmHg）相比，较高的 MAP 目标（80～85 mmHg）在生存率方面并无显著差异。在同一研究人群的二次分析中，具有慢性高血压病史的患者，如果以较高的 MAP 目标进行管理，AKI 发病率降低，但心律失常发生率升高。去甲肾上腺素（norepinephrine，NE）是首选的一线血管升压药，因为与多巴胺（dopamine，DA）相比，它的药效强且导致心律失常的风险低。当去甲肾上腺素剂量超过 40 μg/min 时，通常会加用另一种血管升压素。血管升压素（抗利尿激素）可以降低儿茶酚胺类升压药的剂量，但不影响患者病死率。英国 2016 年的多中心 RCT 研究发现，与 NE 相比，血管升压素并未能显示任何生存效益或减少肾衰竭。2017—2018 年，引入了 2 种新的升压药：selepressin[选择性加压素 V(1a)型受体激动剂] 和血管紧张素Ⅱ。在初步研究中，这 2 种药物均被证明可以有效升高血压和降低 NE 的剂量，可作为降低治疗脓毒症休克儿茶酚胺剂量的新选择。在脓毒症休克中，这种效果是否有助于改善预后仍有待进一步的研究证实。

脓毒症常与（可逆的）心肌功能障碍有关，对脓毒症休克的经典理解（即心功能正常的、纯粹的分布性休克）已经改变，现在已经确定，即使在脓毒症早期，心功能障碍（收缩期和舒张期）也可能存在。怀疑心功能不全并伴有心排血量不足的患者，可考虑使用正性肌力药，不建议常规使用正性肌力药作为标准的血流动力学治疗的辅助手段，尤其是在没有明显心脏功能障碍的情况下。2016 年发表的一项研究表明，常规使用左西孟旦治疗在改善脓毒症休克患者的器官功能障碍方面并不优于安慰剂，并且可能导致损伤。如果使用正性肌力药，应通过监测心排血量、中心静脉血氧饱和度或其他能反映组织灌注的指标变化来监测药物的反应性。

（八）血糖控制和营养支持

一项 2001 年在比利时鲁汶的研究表明，与常规治疗相比，严格的血糖控制可显著降低术后 ICU 患者感染的发病率和病死率。在鲁汶的另一项研究中，显示严格控制血糖仅可降低脓毒症发病率（而非病死率）。但是，一项大型的多中心试验（NICE-SUGAR）结果与此不同，并强调了严格的血糖控制导致低血糖发作可能造成伤害。目前的共识是控制血糖，维持血糖＜10 mmol/L，但避免严格的血糖控制。

尽管理想的营养支持对重症患者很重要，但这方面仍然存在一些争议，暂无关于最佳给药时间和途径的权威证据。有相关研究的数据显示，与肠外途径相比，机械通气的脓毒症休克患者进行早期肠内营养发生胃肠道并发症（包括肠缺血）的风险更大。该发现提示脓毒症休克患者早期肠内营养可能对患者产生损伤。

（九）急性呼吸窘迫综合征

急性呼吸窘迫综合征（acute respiratory distress syndrome，ARDS）是一种毛细血管通透性水肿，它以毛细血管内皮细胞和肺泡上皮细胞通透性增加为特征，伴有难治性低氧血症。在西半球国家，脓毒症患者 ARDS 的发生率为 6%～7%。ARDS 可能是原发于肺部疾病（与肺炎 / 误吸相关）或继发于肺外问题（创伤、非肺源性脓毒症、胰腺炎等）。影像学表现取决于 ARDS 的演变和肺纤维增生反应的程度。在早期阶段，影像显示磨玻璃样改变或大片融合的斑片影，呈局限性或弥散分布。在有明显纤维增生性改变的患者中，高分辨率计算机体层摄影术（high resolution computerized tomography，HRCT）检查发现包括磨玻璃状不透明影、小叶内密度增高影、肺结构扭曲、牵引性支气管及蜂窝状改变。容量和压力限制策略的试验显示，与潮气量12 ml/kg相比，潮气量为6 ml/kg且目标平台压力≤30 cmH_2O的ARDS患者病死率可降低9%。ARDS患者使用肺保护性通气策略已得到临床试验的支持，并已被广泛接受。然而，单个ARDS患者的精确潮气量判断需要综合调整多种因素，如平台压力、所选择的呼气末正压（positive end expiratory pressure，PEEP）、胸腹协调性和患者的呼吸功。每分通气量高或身材矮小的患者可能需要额外调整潮气量。一些临床医师认为，只要平台压力可以保持≤30 cmH_2O，潮气量>6 ml/kg可能也是安全的。中度或重度ARDS［氧合指数（arterial partial pressure of oxygen/fraction of inspired oxygen，PaO_2/FiO_2）≤200 mmHg］的患者使用较高的PEEP可以降低病死率，而轻度ARDS的患者则没有。虽然中等质量的证据表明，较高的PEEP可改善中度至重度ARDS的预后，但选择较高PEEP水平的最佳方法尚不清楚。目前，常用的一种方法是根据胸肺顺应性的床旁测量来逐步调整PEEP至最佳水平，目的是获得最佳顺应性或最低驱动压力，在肺复张和肺过度膨胀之间达到最佳平衡；第二种方法是以6 ml/kg的潮气量向上滴定PEEP，直到平台气道压力为28 cmH_2O；第三种方法是使用PEEP/FiO_2滴定表，根据维持充分氧合所需的FiO_2和PEEP的组合滴定PEEP。通常需要PEEP>5 cmH_2O来避免肺塌陷。

在ARDS中应避免高潮气量和高平台压力。临床医师应将潮气量从其初始值减少到“低”潮气量（约6 ml/kg）的目标，同时达到吸气末平台压力≤30 cmH_2O。如果在将潮气量减少至6 ml/kg后平台压力保持>30 cmH_2O，则潮气量可进一步降至4 ml/kg。在潮气量减少期间，呼吸频率应增加至最多35次/min，以维持每分通气量。即使有这些最大耐受的呼吸频率，容量和压力限制性通气也可能导致高碳酸血症，但在没有禁忌证（如颅内压增高、镰状细胞危象）的情况下，这是可以接受和安全的。

建议在脓毒症诱发的ARDS和脓毒症成年患者中使用俯卧位通气。在ARDS患者和PaO_2/FiO_2≤150 mmHg的患者中，在插管的第1个36 h内使用俯卧位通气，与仰卧位通气相比，每天>16 h的俯卧位通气可显著提高存活率。相关Meta分析显示，与仰卧位通气相比，俯卧位通气患者的病死率降低［风险比（risk ratio，*RR*）：0.85；95% *CI*：0.71～1.01］，并且通过PaO_2/FiO_2的变化发现氧合改善（中位数高至24.03，95% *CI*：13.3～34.7）。大多数患者对俯卧位通气有反应，氧合作用得到改善，并且肺顺应性也有所改善。虽然俯卧位通气可能与危及生命的并发症相关，包括气管插管意外掉落，但这并不常见（*RR*：1.09；95% *CI*：0.85～1.39）。然而，俯卧位与压疮的增加相关（*RR*：1.37；95% *CI*：1.05～1.79），并且一些患者对俯卧位有禁忌证。

建议机械通气的脓毒症患者保持床头抬高30°～45°，以降低吸入风险并防止呼吸机相关性肺炎（ventilator-associated pneumonia，VAP）的发生。半卧位已被证明可降低VAP的发生率。肠内营养增加了VAP的发生风险，在仰卧位进行肠内营养的患者中，

50% 患者发生了 VAP，而在半卧位位置进行肠内营养的患者中，VAP 的发生率为 9%。在特定手术、血流动力学测量和休克持续期间这些特殊情况下，患者可以平卧。患者不应在仰卧位时进行肠内营养。还有一小部分患者，例如脊柱损伤的创伤患者，不建议抬高床头。

建议机械通气的脓毒症患者中尽量减少连续镇静。限制危重病患者使用镇静剂可缩短机械通气时间、ICU 住院时间及住院时间。系统地限制镇静剂使用的一种选择是间歇性而不是连续镇静。在单中心试验中单独使用阿片类药物和避免使用镇静剂被证明在大多数通气患者中是可行的，并且与机械通气更快速撤机相关性较好。无论采用何种方法，大量间接证据证明，在需要机械通气和无禁忌证的患者中限制镇静具有益处。

（十）多器官功能障碍综合征

脓毒症的多器官功能障碍并非均匀分布。约 50% 的患者最常受影响的系统是心血管系统、呼吸系统，30% 的患者会出现肾功能不全。值得注意的是，器官功能障碍可在初次感染后持续数周，进而影响住 ICU 时间、住院总时间、机械通气时间和总体病死率。

1. 受累系统

（1）心血管系统：心血管严重恶化的功能和形态障碍在脓毒症中的临床表现是心房传导异常、心室心肌损伤、左心室射血分数降低和心室扩张。以上问题可以通过心电图，超声心动图，心房脑钠肽、肌钙蛋白 T 或肌钙蛋白 I 的血液浓度升高超过基线来检测。临床上，这些症状可具体表现为心房颤动伴快速心室率、低血压和（或）休克。

（2）呼吸系统：脓毒症导致毛细血管渗漏和肺泡通透性增加，引起非心源性肺水肿，这些病理生理改变导致双肺气体交换功能受损，进而导致低氧血症和肺弹性增加。可通过胸部 X 线片或 CT 扫描进行检测。当血液氧合严重受损时，即为 ARDS。

（3）中枢神经系统：脓毒症脑病的病理生理机制尚不清楚。大脑影像学检查未发现异常，脑电图仅发现了非特异性、弥漫性、非局灶性脑病。脓毒症脑病表现为意识状态的改变或谵妄，有时很难将其与 ICU 谵妄区分开。

（4）泌尿系统：泌尿系统是脓毒症最常损伤的系统，初始的肾前性低血压或休克损伤会导致肾性损伤，如急性肾小管坏死。临床上表现为尿量减少，血清肌酐升高。在尿液分析中常可发现浑浊的棕色颗粒管型，代表病程已进展至严重程度不同的急性肾衰竭。在最严重的表现（少尿衰竭）中，需要进行连续性肾脏替代治疗。

（5）胃肠道和肝脏系统：与胃肠道功能障碍有关的常见疾病是麻痹性肠梗阻和腹泻。但是，腹泻可能直接与抗生素治疗或合并艰难梭菌感染有关。肝酶可呈现出与脓毒症综合征直接相关的胆汁淤积样改变。

（6）凝血系统：最常见的表现是弥散性血管内凝血（disseminated intravascular coagulation，DIC），其特征在于血小板减少，国际标准化比率（international normalized ratio，INR）延长及活化部分凝血酶时间（activated partial thromboplastin time，APTT）延长。

（7）内分泌系统：脓毒症明显影响了内分泌系统。常见胰岛素抵抗、肾上腺对促肾上腺皮质激素的反应降低，以及甲状腺功能暂时性和中枢性减退。这些在临床上表现为高血糖、相对性肾上腺皮质功能不全和非甲状腺疾病综合征（以前称甲状腺功能正常综合征）。

2. 脓毒症多器官功能障碍综合征的预防与治疗 可通过早期改善器官灌注不足和控制感染源的方式来预防多器官功能障碍综合征（multiple organ dysfunction syndrome，MODS）。如果发现器官功能障碍，则应进行适宜的支持治疗，避免进一步的损伤。如果发展为 ARDS，应采取肺保护性通气策略进行机械通气。如病情危重，可考虑使用肌松药、俯卧位通气、高级机械通气模式及体外膜肺氧合（extracorporeal membrane oxygenation，ECMO）。建议合理使用镇静剂和肌松药，因为联合使用会导致或加重谵妄及神经性肌无力。早期开放肠内营养可有效避免肠道菌群移位。另外，在心血管功能不全的情况下，可以通过早期静脉输液、使用血管活性药物及增加心肌收缩力的支持治疗来逆转心血管功能不全。治疗脓毒症中的器官功能障碍的重要因素是避免上述严重失调的免疫综合征病程的延长。迅速、适当的抗生素治疗，手术控制感染，肺保护性机械通气，早期肠内营养，以及快速提升血压和改善灌注的策略都是控制严重炎症反应的有效方法。

（十一）床旁连续性肾脏替代治疗

建议对脓毒症合并 AKI 患者使用连续性肾脏替代治疗（continous renal replacement theraphy，CRRT）或间歇性肾脏替代治疗。CRRT 是脓毒 AKI 的重要治疗手段。连续性血液净化（continuous blood purification，CBP）又称 CRRT，可通过清除溶质，替代、修复或保护受损脏器功能，用于辅助救治脓毒症等危重症患者，是近年来重症医学的重要进展。CBP/CRRT 可同时清除内源性有毒物质（尿素、肌酐、有毒代谢产物等）和外源性毒素（细菌、病毒等），清除体内多余的水，维持水、电解质及酸碱平衡，保持内环境稳定，减轻炎症反应及调节免疫功能等作用。CBP/CRRT 可清除分子质量在 50 000 kU 以下的水溶性物质，由于脓毒症病理生理过程中的炎症细胞因子多数为大中分子水溶性物质，故能在血液净化过程中被清除。血液净化在脓毒症中的应用主要包括控制脓毒症过度的炎症反应，替代或修复受损的器官功能 2 个方面。血液净化用于非 AKI 的危重症时习惯上称为 CBP，用于脓毒症相关性 AKI 时称为 CRRT。常用的血液净化模式主要有以下 4 种：连续性静脉 - 静脉血液滤过（continuous veno-venous hemofiltration，CVVH）、高容量血液滤过（high volume hemofiltration，HVHF）、连续性血液透析滤过（continuous veno-venous hemodiafiltration，CVVHDF）及血浆置换（plasma exchange，PE），当前选择何种血液净化模式和干预时机尚未形成统一建议。肾是受脓毒症影响最早和受累频率最高的器官之一，脓毒症相关性 AKI 的发生原因，一是低血压导致肾脏低灌注，肾小管急性缺血性坏死；二是免疫损伤与炎症介质介导的细胞凋亡增加。脓毒症时肾小管周围存在高浓度的细胞因子和炎症介质，诱发肾小管细胞的凋亡过程，引起大量肾小管细胞凋亡，从而导致脓毒症相关性 AKI。脓毒症合并 AKI 使临床药物治疗和液体管理难度成倍增加，并容易进展为 MODS。

CRRT 是脓毒症相关性 AKI 公认的有效治疗方法，通过 CRRT 暂时替代受损肾功能，清除尿素氮、肌酐、炎症介质，维持水和电解质平衡。推荐严重脓毒症伴有无尿或少尿或严重内环境紊乱患者进行血液净化治疗。越来越多的研究发现，脓毒症相关性 AKI 合并血流动力学不稳定时，早期使用 CRRT 可降低病死率和器官功能衰竭的发生率。

2017 年发布的《血液净化急诊临床应用专家共识》建议成人在脓毒症早期采用血液净化干预。改善全球肾脏病预后组织（Kidney Disease：Improving Global Outcomes，KDIGO）倡导的 AKI 分级的损伤期（2 期）[48 h 内血肌酐水平升高≥26.5 μmol/L；或者超过基础值 1.5 倍以上且明确或者推断在 7 天内发生，或者持续 6 h 尿量＜0.5 ml/（kg・h）] 是进行 CRRT 治疗的最佳时机。KDIGO 2 期采用 CRRT 治疗可提高患者存活率。早期接受 CRRT 治疗的效果优于晚期接受者。在 KDIGO 3 期甚至 3 期以上的肾损伤，病程处于终末阶段，炎症介质对肾脏已经产生了严重损害，CRRT 可能无法逆转器官功能损害。脓毒症相关性 AKI 的 CRRT 经常选择 CVVH 模式和 CVVHDF 模式。CVVHDF 模式是在通过弥散原理排除大量小分子物质的基础上，采用高通透性的透析滤过膜，通过对流的方法清除含中小分子物质的体液，并同时输入置换液，是集血液透析与血液滤过优点的血液净化方法。成年患者通常在 CVVH 模式 [1.0～2.5 L/h，25 ml/（kg・h）] 基础上加 1.0～1.5 L/h 剂量透析液，即 CVVHDF 置换液＋透析液约为 42 ml/（kg・h）。

（十二）其他

建议对有脓毒症或脓毒症休克的患者进行应激性溃疡预防用药，因为这些患者有胃肠道出血的危险因素。应激性溃疡是重症患者胃肠道功能不全的主要表现，发病率较高，且与病死率明显相关。虽然确切的机制尚不完全清楚，但考虑与胃酸分泌增多、胃黏膜低灌注和消化道氧化损伤的保护机制被破坏有关。危重患者胃肠道出血风险的最强临床预测因素是机械通气时间＞48 h 和凝血功能障碍。最近的一项研究表明，既往肝病史、肾脏替代治疗需求和 SOFA 评分较高是胃肠道出血风险的独立预测指标。一项多中心前瞻性队列研究发现，重症患者临床严重胃肠道出血的发病率为 2.6%（95%*CI*：1.6%～3.6%）。有研究发现，与无预防相比，预防性使用 H_2 受体抑制剂（H_2 receptor antagonists，H_2RAs）或质子泵抑制剂（proton pump inhibitor，PPI）可降低胃肠道出血的风险（*RR*：0.44；95%*CI*：0.28～0.68）。强烈建议有出血危险因素的患者进行应激性溃疡药物预防。最近一项包括 19 项 RCT（n=2177）的荟萃分析显示，PPI 在临床预防严重的胃肠道出血方面比 H_2RAs 更有效（*RR*：0.39；95%*CI*：0.21～0.71；P=0.002）。

建议对脓毒症或脓毒症休克伴不能耐受喂养的危重患者使用促胃肠道动力药物。喂养不耐受指呕吐胃内容物或高胃残余量（gastric residual allowance，GRV）。既往存在胃轻瘫、糖尿病或接受镇静剂和血管活性药的患者易不耐受喂养。胃肠动力药，包括甲氧氯普胺、多潘立酮，经常用于 ICU 患者的综合治疗。每一种药物都具有不同的药效学和药动学特性。然而，这些药物可能导致 QT 间期延长和室性心律失常。一项非 ICU 患者的大型病例对照研究显示，使用大剂量（＞30 mg/d）多潘立酮时导致心源性猝死风险增加 3 倍。当在 ICU 中使用这些药物时，需要监测 QT 间期，特别是如果同时使用可能延长 QT 间期的其他药物。

皮质类固醇在脓毒症患者中的作用仍存在争议。如果将糖皮质激素用于脓毒症休克，目前推荐氢化可的松 200 mg/d 静脉滴注，或 50 mg/ 次、4 次 / 天，静脉推注，连用至少 3 天。在早期研究中，大剂量甲泼尼龙琥珀酸钠及随后较低剂量的氢化可的松似乎可以给脓毒症患者带来益处，但是这一发现并未在更大的研究中得到验证。系统回顾和欧洲重症监护医学会的指南均表明，仅在脓毒症休克患者中使用皮质类固醇有一定益处。有证据表明，类固醇与 ICU 获得性虚弱有关，因此尚不清楚临床获益是否超过药物不良反应。然而，2 项大型、多中心试验表明，使用类固醇治疗脓毒症患者疗效良好。ADRENAL 多中心研究（n=3800）发现，与安慰剂组相比，糖皮质激素治疗组的主要结局（病死率）差异无统计学意义，但后者的休克持续时间和 ICU 停留时间较短。另一项大型多中心试验（n=1241）发现，与安慰剂组相比，氢化可的松和氢氟可的松的联合用药组，其 90 天的全因病死率较低。

对于无活动性心肌缺血的非出血患者，应将血红蛋白（Hb）目标下限设为 70 g/L。2016 年发表的一项单中心试验显示，与目标血氧饱和度（saturation of pulse oxygen，SpO_2）较低（94%～98%）的患者相比，目标动脉 SpO_2 较高（97%～100%）的患者生存率低，这一发现不仅仅限于脓毒症患者。Asfar 及其同事的研究报道了类似的结果，其中 FiO_2 为 100%（高氧血症）的小组与旨在达到 SpO_2 为 88%～95%（正常氧）的小组相比，病死率更高。

临床医师一直在寻找可能的调节器官功能障碍的药物，在这一过程中已对导致器官功能障碍的大多数病理生理途径进行了研究。凝血途径一直是研究主题［诸如 drotrecogin alfa（活化型）和血栓调节蛋白等药物］。尽管在用 drotrecogin alfa 调节炎症和凝血方面取得了不错的初步结果，但其他的多中心 RCT 无法证实这种益处，而且该药已从市场上撤出。血栓调节蛋白是另一种调节凝血途径的药物，已证明其对人类是安全的，其临床疗效正在进行 RCT 研究。

不建议使用抗血栓药来治疗脓毒症和脓毒症休克。抗凝血酶是循环中最丰富的抗凝血剂。脓毒症发生时，抗凝血酶活性降低，并与 DIC 发生死亡事件相关。然而，对于脓毒症和脓毒性休克成人使用高剂量抗凝血酶的Ⅲ期临床试验，以及对危重患者使用抗凝血酶的系统回顾并未显示出抗凝血酶对总体病死率的任何改善，且抗凝血酶与增加出血风险有关。虽然与 DIC 相关的脓毒症患者的回顾性亚组分析显示，接受抗凝血酶治疗的患者存活率更高，但在进一步的临床试验证实之前不推荐该药物。系统回顾显示，肝素在脓毒症患者中的潜在生存获益，且不会增加大出血风险。然而，总体影响仍然不确定，暂不推荐常规肝素治疗。

建议药物预防静脉血栓，如果无相关的药物禁忌证，可使用普通肝素（unfractionated heparin，UFH）或低分子量肝素（low molecular weight heparin，LMWH）预防静脉血栓栓塞（venous thromboembolism，VTE）。在无 LMWH 使用禁忌证的情况下，推荐优先使用 LMWH 而不是 UFH 进行 VTE 预防。ICU 患者存在深静脉血栓形成（deep venous thrombosis，DVT）及肺栓塞（pulmonary embolism，PE）的风险。ICU 中 DVT 发生率可能高达 10%，获得性肺栓塞的发生率可能为 2%～4%。脓毒症和脓毒症休克的患者可能会增加这种并发症的风险。已经发现在这些患者中频繁使用血管升压素是 ICU 获得性 DVT 的独立危险因素。对重症患者进行 UFH 或 LMWH 药物预防的荟萃分析显示，DVT 和 PE 的发生率均显著降低，而出血相关并发症无明显增加。接受药物预防血栓治疗的患者病死率呈现降低趋势，尽管其尚未具有统计学意义。

参考文献

[1] Ortiz-RG, Dueñas CC. Sepsis. 3th ed. Heidelberg: Springer, 2018.

[2] van Engelen TSR, Wiersinga WJ, Scicluna BP, et al. Biomarkers in sepsis. Crit Care Clin, 2018, 34 (1): 139-152.

[3] Kim MH, Choi JH. An update on sepsis biomarkers. Infect Chemother, 2020, 52 (1): 1-18.

[4] Perner A, Rhodes A, Venkatesh B, et al. Sepsis: frontiers in supportive care, organisation and research. Intensive Care Med, 2017, 43 (4): 496-508.

[5] Salluh JIF, Soares M, Singer M. Spreading the knowledge on the epidemiology of sepsis. Lancet Infect Dis, 2017, 17 (11): 1104-1106.

[6] Vincent JL, Rello J, Marshall J, et al. International study of the prevalence and outcomes of infection in intensive care units. JAMA, 2009, 302 (21): 2323-2329.

[7] Shankar-Hari M, Phillips GS, Levy ML, et al. Developing a new definition and assessing new clinical criteria for septic shock: for the third international consensus definitions for sepsis and septic shock (sepsis-3). JAMA, 2016, 315 (8): 775-787.

[8] Barea-Mendoza J, Chico-Fernández M, Montejo-González JC. Balanced crystalloids versus saline in critically ill adults. N Engl J Med, 2018, 378 (20): 1950-1951.

[9] Singer M. Antibiotics for Sepsis: does each hour really count, or is it incestuous amplification? Am J Respir Crit Care Med, 2017, 196 (7): 800-802.

第二章　重症皮肤软组织感染

一、重症皮肤软组织感染的定义

皮肤软组织感染（skin and soft tissue infections，SSTIs）又称皮肤及皮肤结构感染（skin and skin structure infections，SSSIs），是病原菌侵犯表皮、真皮和皮下组织引起的炎症性疾病。SSTIs 包括毛囊炎、疖、痈、淋巴管炎、急性蜂窝织炎、烧伤创面感染、手术后切口感染及压疮感染等。脓肿、蜂窝织炎及化脓性肌炎都可能导致病情加重，最终可能发展为感染性休克、气性坏疽、坏死性筋膜炎，甚至危及生命。重症 SSTIs 是指 SSTIs 导致严重脓毒症、感染性休克或 qSOFA≥2 分，也是 SSTIs 的严重类型。

二、重症皮肤软组织感染的流行病学

SSTIs 是临床常见疾病，是住院患者死亡的重要原因之一。在美国，每年至少有 1420 万患者因 SSTIs 就诊，近 90 万患者因 SSTIs 住院治疗。我国尚缺乏大样本数据，但有研究表明，重症 SSTIs 占复杂 SSTIs 的 10.3%。

SSTIs 导致的中毒性休克综合征（TSS）是一种暴发性的感染，最常见的病原菌为葡萄球菌和链球菌。由葡萄球菌导致的 TSS 发病率约为 0.5/10 万；链球菌导致的 TSS 发病率约为 0.4/10 万。有学者将 TSS 患者分为月经期 TSS（menstrual toxic shock syndrome，MTSS）和非月经期 TSS（non-menstrual toxic shock syndrome，NMTSS）。月经期脓毒症患者包括年轻患者、健康月经期妇女；非月经期患者包括儿童和高龄患者。患者异质性较大，这 2 类患者病死率有显著差异。葡萄球菌导致的 MTSS 患者病死率＜5%，葡萄球菌导致的 NMTSS 患者病死率高达 5%～22%。链球菌导致的 TSS 病死率达 30%～70%。

三、重症皮肤软组织感染的病原学特点和高危因素

重症 SSTIs 病原体多为皮肤定植菌，在皮肤屏障破坏、免疫力低下等情况下导致感染。常见病原菌有：葡萄球菌（金黄色葡萄球菌、凝固酶阴性葡萄球菌、溶血性葡萄球菌、表皮葡萄球菌）、链球菌（化脓性链球菌、绿色链球菌、溶血性链球菌、星形链球菌、无乳链球菌）；肠球菌；梭状芽胞杆菌；革兰阴性菌；厌氧菌；真菌等。其中最常见病原菌为葡萄球菌，包括 MRSA 和甲氧西林敏感金黄色葡萄球菌（methicillin sensitive *Staphylococcus aureus*，MSSA）。

重症 SSTIs 的高危因素包括：①免疫低下或缺陷。免疫低下或缺陷患者的正常免疫环境遭到破坏，正常微环境发生改变，定植微生物称为致病菌，可导致感染，包括细菌、真菌、寄生虫等。免疫低下或缺陷患者的 SSTIs 更易导致坏死性筋膜炎、感染性休克甚至死亡。②经皮肤手术操作。手术部位感染发生率可高达 9%，特别是Ⅱ级及以上的手术切口。③植入物。对于所有患者，了解手术史和任何假体材料的存在都非常重要，因为假体材料会增加感染的风险。腹部手术后放置人工补片的患者继发 SSTI 的风险更高。心室辅助装置与高感染率相关，其中大部分是传动系感染，表现为传动系出口部位的 SSTI。同样，心脏植入式电子设备（cardiac implantable electronic device，CIED）也可能在设备植入部位出现 SSTI。除败血症外，短期或长期的血管内导管在导管插入部位或导管束处可出现蜂窝织炎或脓肿。④皮肤破损。任何原因导致皮肤屏障破坏都有可能引发 SSTIs，特别是污染伤口，即使皮肤表现已愈合，皮下组织仍有可能存在感染。

四、重症皮肤软组织感染的抗感染策略

SSTIs 的病原体受宿主因素、地理因素等影响，病原体分离受当前技术手段的影响，使得经验性抗生素的选择很复杂。病灶清除或引流仍是治疗 SSTIs 的首要步骤。在充分处理感染源的前提下，合理选择抗生素，尽早治疗才能达到效果。

根据严重程度，可将重症 SSTIs 分为 TSS、坏死性软组织感染、手术部位感染、菌血症 4 种类型，具体治疗策略如下。

（一）中毒性休克综合征

当怀疑患者为 SSTIs 导致 TSS 时，经验性治疗必须覆盖耐药病原体。基于回顾性研究和体外数据的专家意见，认为应单独使用万古霉素和克林霉素或利奈唑胺作为治疗方案。如果是甲氧西林敏感的葡萄球菌感染，可选择青霉素或苯唑西林，但为了减少单独使用青霉素的毒性，可联合使用克林霉素。克林霉素或利奈唑胺可作为治疗 TSS 的基本用药，因其可减少超级抗原产生。再根据病原学及药敏试验结果调整为窄谱抗感染治疗。对于芽胞杆菌导致的 TSS，克林霉素和青霉素仍可作为治疗药物。

（二）坏死性软组织感染

坏死性软组织感染包括气体坏疽、肌坏死及坏死性筋膜炎。坏死性软组织感染治疗包括外科及时行清创术、应用广谱抗生素、重症监护治疗。软组织清创需每 24～48 h 进行一次，直至无坏死组织，以保证感染灶得到有效清除。

气性坏疽和肌坏死多由梭状芽胞杆菌感染所致。应当积极进行外科治疗，同时使用广谱抗生素，等待药敏试验结果。坏死性筋膜炎是比较罕见的 SSTIs，具有病情危重、进展迅速的特点，由多种病原菌感染所致，包括需氧菌和厌氧菌，抗感染治疗需积极、广谱，待病原学结果回报后，根据患者情况调整抗菌方案。

（三）手术部位感染

手术后 4 天内发生的感染，常由链球菌、梭菌感染所致，以上 2 种病原菌均需青霉素联合克林霉素抗感染治疗。对于术后 4 天以后发生手术部位感染的患者，若出现全身性疾病体征和创面有 5 cm 红斑或硬结，应考虑抗生素治疗和手术探查。对于非全身性疾病体征的患者，可在床边打开伤口或经皮引流，并密切观察和按时换药，即使不使用抗生素也可控制感染。

（四）菌血症

在 ICU 获得性继发性菌血症中，约 4% 与 SSTI 有关。一般情况下，SSTI 患者不建议进行血培养，但 SSTI 危重和免疫功能低下的患者应进行血培养。同时积极给予可覆盖耐药病原菌的抗感染治疗，疗程一般较长。

五、临床病例分析

【病例简介】

皮肤软组织感染是临床常见疾病，患者身体健康状况、免疫状态、基础疾病及感染部位不同，经验性抗生素选择有所不同。除青霉素类、第一代头孢菌素、第二代头孢菌素外，万古霉素、利奈唑胺也是临床治疗皮肤软组织感染的选择药物。本例皮肤软组织感染患者病灶隐匿，病情进展迅速，经验性予以积极抗感染治疗，同时覆盖革兰阳性菌与革兰阴性菌，明确感染灶与感染病原菌后，清除病灶，缩窄抗菌范围，经过积极治疗，患者预后良好。

【病例资料】

患者，男性，66 岁。因“双下肢水肿 4 天，突发意识不清伴呼吸困难 1 天”入院。

【现病史】

患者于入院前 4 天，无明显诱因下出现双下肢水肿，伴有乏力，自觉无发热，无头晕、头痛；无呼吸急促，无胸闷，无咳嗽、咳痰；无肢体麻木，无活动障碍；入院前 2 天患者出现气促、大汗，立即至急诊就诊，急查血常规提示白细胞计数明显升高、血小板明显下降。给予吸氧、美罗培南 1 g（每 12 h 给予一次）及莫西沙星抗感染、依诺肝素钠（克赛）抗凝治疗。入住急诊当晚，患者突发心率（heart rate，HR）下降，最慢 HR 56 次 / 分，同时伴有意识丧失，呈点头样深大呼吸，立即予肾上腺素静脉推注，并紧急行经口气管插管接呼吸机辅助通气，血压持续低，给予积极补液、升压治疗。考虑患者同时存在呼吸衰竭、休克，病情危重，拟诊“感染性休克”收住 ICU。

【既往史】

既往有高血压病史十余年，血压最高为 180/90 mmHg，口服缬沙坦治疗，血压控制在 140/80 mmHg 左右。脑梗死病史 5 年，口服阿司匹林、辛伐他汀胶囊治疗。4 个月前因“颈部椎间盘突出”行“$C_{3\sim6}$ 前路减压内固定＋椎间植骨融合术”，术后 1 周因颈部肿胀、呼吸困难，急诊行“颈椎术后伤口探查清创止血术”。

【体格检查】

体温40.5℃，呼吸17次/分，脉搏122次/分，血压92/43 mmHg［给予去甲肾上腺素2.76 μg/（kg·min）、多巴胺11.5 μg/（kg·min）、垂体后叶素1.2 U/h］。患者处于昏迷状态，格拉斯哥昏迷量表（Glasgow coma scale，GCS）6分（E1V1M4），平车推入病房，点头样呼吸，气管插管接呼吸机机械通气中，压力型-同步间歇指令通气（pressure-synchronized intermittent mandatory ventilation，P-SIMV）：PEEP 5 cmH_2O，蛋白C 10 cmH_2O，FiO_2 45%，蛋白S 10 cmH_2O。双侧瞳孔直径2 mm，对光反射迟钝。右侧颈部皮肤红，皮温高，颈软，四肢肌张力降低，双侧病理征未引出。HR 122次/分，节律不规则，未闻及明显杂音。双肺呼吸音粗，未闻及明显干啰音。腹平软，肝、脾未及，移动性浊音（－），肠鸣音消失，双下肢水肿。

【辅助检查】

1. 入院前2天　凝血功能检查结果：APTT 44.2秒，凝血酶原时间（prothorombin time，PT）12.4秒，纤维蛋白降解产物（fbrin degradation product，FDP）41.4 μg/ml，DD 7.26 μg/ml。心肌蛋白检查结果：肌酸激酶同工酶（CK-MB）9.6 ng/ml，肌红蛋白（myoglobin，MYO）758.5 ng/ml，肌钙蛋白0.03 ng/ml。B型利钠肽（B-type natriuretic peptide，BNP）776.0 pg/ml；血液生化检查结果：血清乳酸6.25 mmol/L，钾5.09 mmo/L，钠134 mmol/L，尿素31.9 mmol/L，肌酐210 μmol/L，总胆红素50.4 μmol/L。血常规检查结果：WBC15.55×10^9/L，中性粒细胞百分比92.8%，淋巴细胞百分比4.2%，Hb 148 g/L，红细胞计数4.72×10^{12}/L，血小板计数57×10^9/L，C反应蛋白（快速法）301 mg/L。胸部CT检查结果：两肺散在炎症；右侧胸腔少量积液；主动脉壁钙化；食管上端管壁可疑增厚。颅脑CT检查结果：两侧基底核区脑腔隙灶，蝶窦囊肿。上腹部CT检查结果：脾钙化灶；双肾上腺增粗。下腹部CT检查结果：前列腺钙化灶；盆腔钙化灶。颈椎X线检查结果：颈椎术后内固定中，颈椎退行性变。心电图结果：快室率房颤（167次/分），左心室高电压，ST-T改变。

2. 入院当天　血常规：WBC 15.84×10^9/L，中性粒细胞百分比91.5%，淋巴细胞百分比4.7%，Hb 111 g/L，红细胞计数3.77×10^{12}/L，血小板计数35×10^9/L，C反应蛋白（快速法）201 mg/L。心肌蛋白检查结果：CK-MB 6.7 ng/ml，MYO 951.7 ng/ml，肌钙蛋白2.13 ng/ml。凝血功能检查结果：APTT 62.9秒，PT 15.2秒，凝血酶时间（thrombop-lastin time，TT）16.2秒，纤维蛋白原（fibrinogen，FIB）3.7 g/L，FDP 36.7 μg/ml，DD 5.02 μg/ml。血气分析检查结果：pH 7.30，氧分压（oxygen partial pressure，PO_2）约105 mmHg，$PaCO_2$约34.65 mmHg，碱剩余－8.9 mmol/L。血液生化检查结果：血乳酸3.86 mmol/L，钾6.49 mmo/L，钠135 mmol/L，尿素39.6 mmol/L，肌酐275 μmol/L，白蛋白21 g/L，前白蛋白8 mg/L，直接胆红素28.5 μmol/L，总胆红素41.7 μmol/L，血淀粉酶34 U/L。PCT＞50 ng/ml。胃液隐血试验（＋＋＋）。

【诊疗过程】

1. 入院诊断 ①血流感染？②感染性休克；③感染性多器官功能障碍综合征（循环系统、呼吸系统、脑、肾、胃肠道、凝血）；④急性呼吸衰竭；⑤循环衰竭；⑥急性肾功能不全；⑦凝血功能障碍；⑧应激性溃疡；⑨心房颤动；⑩代谢性酸中毒；⑪ 高钾血症；⑫ 低蛋白血症；⑬ 脑梗死史；⑭ 高血压 2 级（高危）；⑮ 颈椎间盘突出（术后）。

病情危重程度评估：急性生理与慢性健康状况（acute physiology and chronic health evaluation，APACHE Ⅱ）评分 32 分；SOFA 评分 16 分。

2. 诊疗思路

（1）积极维持生命体征，维持血压、心率、氧合：①呼吸机维持氧供；②给予积极补液、应用升压药物维持血压，因患者既往有高血压病史，MAP 维持在＞85 mmHg。

（2）经验性给予抗感染治疗：根据 sepsis 集束化治疗策略：①送检培养（血、尿、痰）；②经验性给予广覆盖抗生素治疗（革兰阴性菌＋革兰阳性菌）。

（3）器官功能支持治疗：①呼吸功能支持（呼吸机）；②循环功能支持（补液、给予升压药物）；③肾功能支持（如 CRRT）。

（4）对症治疗：①低蛋白血症：补充白蛋白；②酸中毒、高钾血症：CRRT 纠正，保持内环境稳定。

（5）积极寻找感染源：排查可疑感染源（呼吸系统、泌尿系统、消化系统与腹腔、皮肤软组织）。①呼吸系统：胸部 CT 报告提示两肺散在炎症，右侧胸腔少量积液。但患者肺部听诊未闻及啰音，胸部 CT 检查结果（图 2-1）示，肺部少量渗出，但不符合重症肺炎特征，不足以导致感染性休克。②泌尿系统：尿常规检查结果（图 2-2）显示，白细胞计数略高，尚难以引起严重泌尿系统感染，更不足以导致感染性休克。③消化系统与腹腔：患者发病前及病程中无呕吐、腹泻、腹痛，入院时腹部软，无肌卫。腹部 CT 检查结果（图 2-3）显示，肝、脾大小正常，胆囊不饱满；胰腺无水肿；肠腔无明显积气、积液，肠壁无水肿；腹腔、盆腔内未见积液。故消化系统与腹腔感染导致感染性休克不成立。④皮肤软组织：入院时查体可见患者右侧颈部皮肤红，皮温高。由于患者既往病史明确，但“颈椎术后伤口探查清创止血术”已过去 4 个月，在此次发病前，患者未诉颈部不适，无发热病史，是否为手术部位感染？需要进一步明确，颈部 CT 检查结果（图 2-4）（黄色箭头）显示，食管右侧、甲状腺后方见明显异常密度灶。

3. 治疗过程

（1）根据 sepsis 集束化治疗策略：①监测血清乳酸水平；②送检血、尿、痰标本培养；③经验性给予广覆盖抗生素治疗：美罗培南＋利奈唑胺；④积极给予液体复苏，应用 NE 维持 MAP＞85 mmHg。

（2）支持治疗：①呼吸。呼吸机辅助通气，维持氧供。②抗炎。给予乌司他丁、血必净及维生素 C 抗炎治疗。③炎症因子清除。CRRT。④保肝。给予丁二磺、苦黄保肝退黄治疗。⑤免疫调节。给予胸腺素、免疫球蛋白。⑥纠正内环境。CRRT、积极补

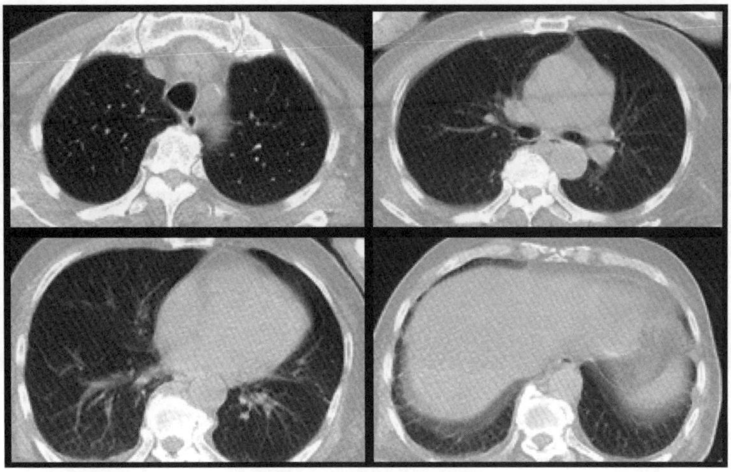

图 2-1　患者胸部 CT

检验科报告单(基础检验)　　标本号: LB150

姓　名：[redacted]　住院号：[redacted]　标本种类：尿液　标志提示：急
性　别：男　病区科别：重症医学科（ICU）　条码号：[redacted]　临床诊断：
年　龄：66 岁　床　号：12床　申请医生：[redacted]　检测日期：2018-04-23
检验备注：

项目	结果	参考范围	项目	结果	参考范围
尿干化学检测			颜色	稻黄色	
比重	1.013	1.005--1.030	透明度	清亮	
酸碱度	5.5	4.5--8	尿沉渣定量检测		
白细胞	阴性(-)	阴性(-)	红细胞计数	33.9	↑ <25/ul
亚硝酸盐	阴性(-)	阴性(-)	红细胞形态	均一型	阴性(-)
蛋白质	阳性(+)	阴性(-)	白细胞计数	26.9	↑ <25/ul
酮体	阴性(-)	阴性(-)	上皮细胞计数	22.9	<31/ul
尿胆元	阴性(-)	阴性(-)~弱阳性(±)	管型计数	1.0	<1/ul
胆红素	阴性(-)	阴性(-)	病理性管型	阳性(+)	<1/ul
葡萄糖	阳性(+)	阴性(-)	酵母样菌	未检出	<1/ul
潜血	阳性(+++)	阴性(-)~弱阳性(±)	结晶	阴性(-)	<10/ul
理学检测			小圆上皮细胞	阳性(+)	阴性(-)

图 2-2　患者尿常规检查结果

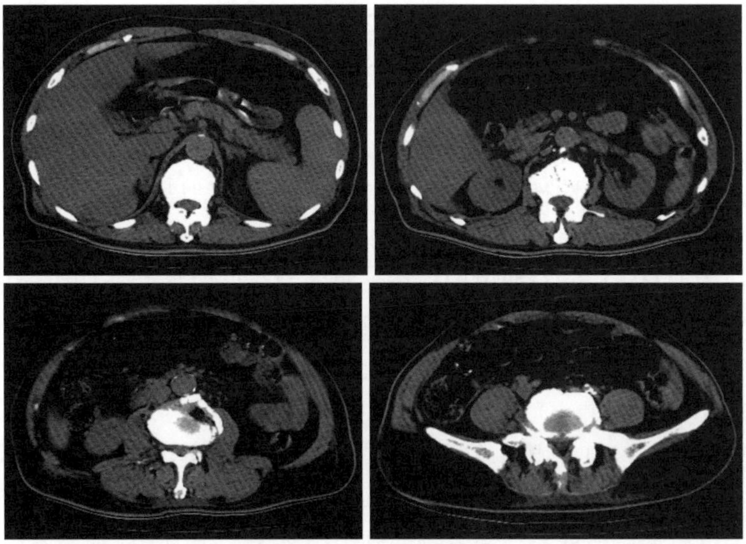

图 2-3　患者腹部 CT

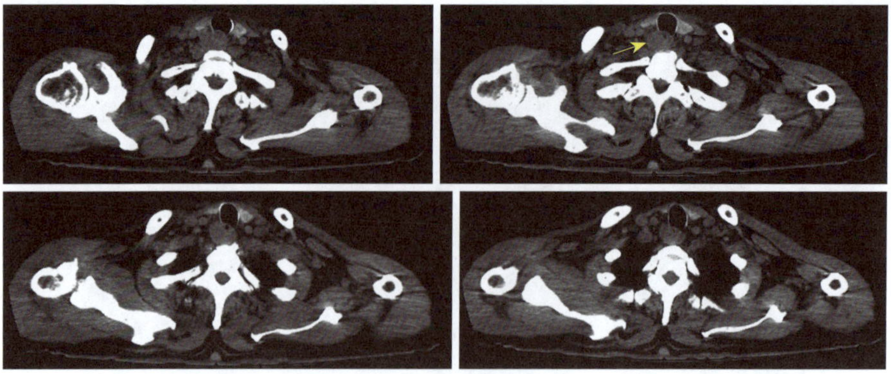

图 2-4 患者颈部 CT

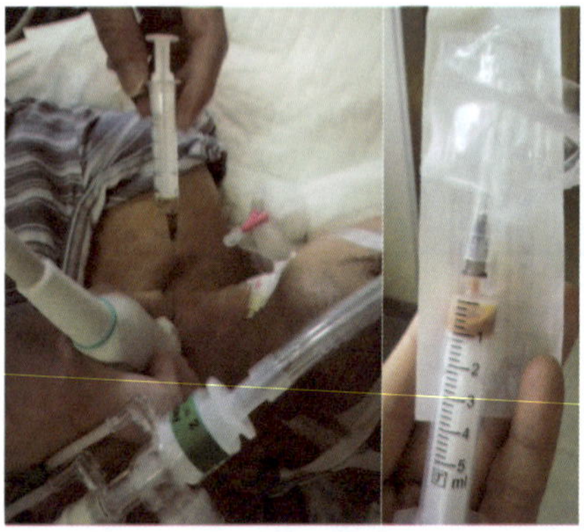

图 2-5 患者在超声引导下穿刺，抽出少量脓液

充白蛋白，维持胶体渗透压。

（3）感染源：①超声引导下穿刺，进一步明确感染灶。超声引导下穿刺，抽出少量脓液（图 2-5）。感染灶明确，送检脓液培养。入院第 4 天复查胸部 CT（图 2-6），可见颈部病灶仍然存在（黄色箭头），同时右侧胸腔出现大量积液（红色箭头）。②超声定位下行右侧胸腔穿刺，抽出大量脓液，颜色同颈部穿刺抽出脓液（图 2-7）。考虑颈部感染灶破裂至右侧胸腔可能性大，患者目前存在右侧脓胸，给予留置引流管，保持引流通畅。送检右侧胸腔脓液培养。请骨科会诊，行颈部探查清创引流术。术后患者 NE 用量明显减少（图 2-8）。③患者入院第 3 天痰培养结果，入院第 6 天颈部穿刺液、胸腔积液培养结果，入院第 8 天血培养结果分别见图 2-9～图 2-12。

至此，患者诊断明确为重症 SSTIs、BSI、感染性休克、MODS，且病原菌明确为苯唑西林敏感的金黄色葡萄球菌，但考虑患者住院已超过 1 周，停用美罗培南，给予头孢哌酮舒巴坦抗革兰阴性菌治疗，继续维持利奈唑胺应用。后期患者痰液培养结果显示出现多药耐药的革兰阴性菌、真菌，根据药敏试验结果及病原微生物高通量测序检测结果调整抗生素。经过治疗，患者意识转清，可通过眨眼、点头摇头交流。但患者出现四肢肌力明显下降，行肌电图检查，明确为获得性肌无力。因无法短期内去除经口气管插管，行气管切开，针对获得性肌无力，行免疫球蛋白冲击治疗，四肢肌力略有好转，后期转康复医院继续治疗。出院前复查胸部 CT（图 2-13）。

【分析与讨论】

回顾病史资料，该患者颈部软组织感染诊断明确，但与常见 SSTIs 不同，该患者感染灶位置相对较深，且患者收住入院时颈部皮肤局部未见破损，未见分泌物，仅局部皮肤红、温度较周围皮肤高。患者颈部软组织感染是否为 BSI 所致？金黄色葡萄球

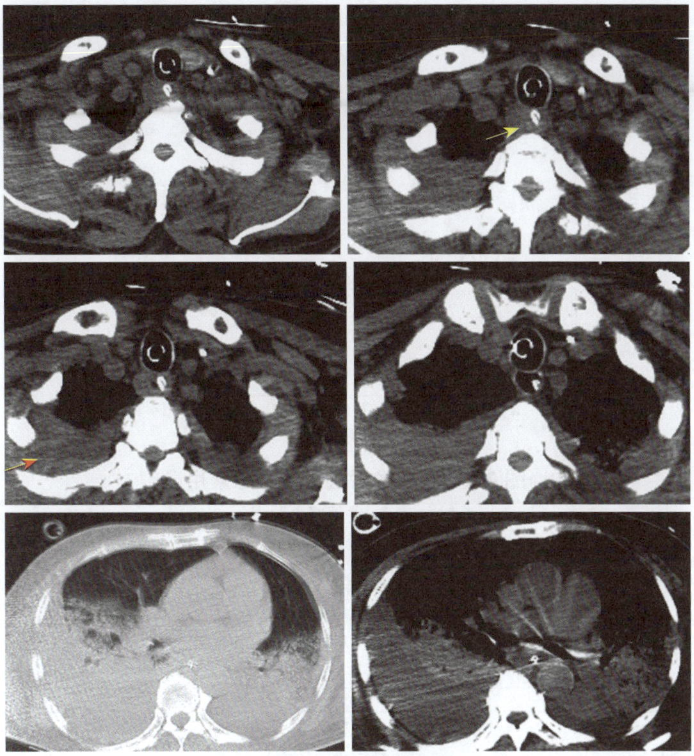

图 2-6　患者复查胸部 CT

注：黄色箭头代表病灶仍然存在；红色箭头表示右侧胸腔出现大量积液

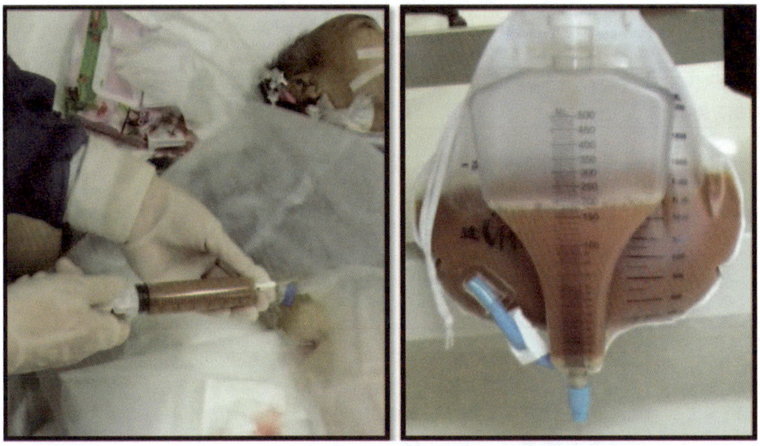

图 2-7　患者在超声定位下行右侧胸腔穿刺，抽出大量脓液

菌 BSI 的患者有明显脓毒症表现，且播散灶多为多个病灶，单个病灶少见，且血流丰富组织多见，如肺、脑。患者 4 个月前有颈部手术史，是否为手术所致感染？该患者入院后第 4 天见颈部感染灶破裂至右侧胸腔，出现右侧脓胸，可见病原菌为毒力较强的金黄色葡萄球菌，生长快，此次为急性起病，与颈部手术相关性小。结合患者颈部

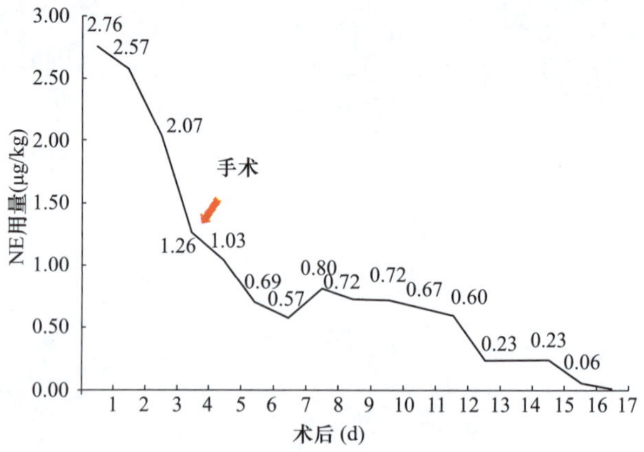

图 2-8　患者术后去甲肾上腺素用量

注：NE. 去甲肾上腺素

检验科报告单(微生物)　　标本号: [redacted]

姓　名：[redacted]　住院号：[redacted]　标本种类：痰液　标志提示：
性　别：男　病区科别：重症医学科（ICU）　条码号：[redacted]　临床诊断：
年　龄：[redacted]　床　号：[redacted]　申请医生：[redacted]　检测日期：
检验备注：

金黄色葡萄球菌				真菌生长	
菌落计数（万/ml）				菌落计数（万/ml）	
菌落百分率（%）			80%	菌落百分率（%）	20%
环丙沙星	敏感	四环素	敏感		
克林霉素	敏感	头孢西丁筛选	-		
红霉素	敏感	诱导性克林霉素耐药试验	-		
庆大霉素	敏感	替加环素	敏感		
左旋氧氟沙星	敏感	万古霉素	敏感		
利奈唑烷	敏感	利福平	敏感		
莫西沙星	敏感	复方新诺明	敏感		
苯唑西林	敏感				
青霉素G	耐药				
喹努普汀/达福普汀	敏感				

图 2-9　患者入院第 3 天痰培养结果

检验科报告单(微生物)　　标本号: [redacted]

姓　名：[redacted]　住院号：[redacted]　标本种类：引流液　标志提示：
性　别：男　病区科别：重症医学科（ICU）　条码号：[redacted]　临床诊断：
年　龄：[redacted]　床　号：[redacted]　申请医生：[redacted]　检测日期：
检验备注：

金黄色葡萄球菌			
菌落计数（万/ml）			
菌落百分率（%）			
头孢西丁筛选	-	喹努普汀/达福普汀	敏感
青霉素G	耐药	利奈唑烷	敏感
苯唑西林	敏感	万古霉素	敏感
庆大霉素	敏感	四环素	敏感
环丙沙星	敏感	替加环素	敏感
左旋氧氟沙星	敏感	利福平	敏感
莫西沙星	敏感	复方新诺明	敏感
诱导性克林霉素耐药试验	-		
红霉素	敏感		
克林霉素	敏感		

图 2-10　患者入院第 6 天颈部穿刺液培养结果

检验科报告单(微生物)　　标本号: [redacted]

姓　名:[redacted]	住院号:[redacted]	标本种类:胸水	标志提示:
性　别:男	病区科别:重症医学科(ICU)	条码号:[redacted]	临床诊断:脓毒血症
年　龄:[redacted]	床　号:[redacted]	申请医生:[redacted]	检测日期:

检验备注:

金黄色葡萄球菌

菌落计数(万/ml)

菌落百分率(%)

环丙沙星	敏感	四环素	敏感
克林霉素	耐药	头孢西丁筛选	-
红霉素	敏感	诱导性克林霉素耐药试验	-
庆大霉素	敏感	替加环素	敏感
左旋氧氟沙星	敏感	万古霉素	敏感
利奈唑烷	敏感	利福平	敏感
莫西沙星	敏感	复方新诺明	敏感
苯唑西林	敏感		
青霉素G	耐药		
喹努普汀/达福普汀	敏感		

图 2-11　患者入院第 6 天胸腔积液培养结果

检验科报告单(微生物)　　标本号: [redacted]

姓　名:[redacted]	住院号:[redacted]	标本种类:血液	标志提示:　急
性　别:男	病区科别:重症医学科(ICU)	条码号:[redacted]	临床诊断:
年　龄:[redacted]	床　号:[redacted]	申请医生:[redacted]	检测日期:

检验备注:

金黄色葡萄球菌

菌落计数(万/ml)

菌落百分率(%)

环丙沙星	敏感	四环素	敏感
克林霉素	敏感	头孢西丁筛选	-
红霉素	敏感	诱导性克林霉素耐药试验	-
庆大霉素	敏感	替加环素	敏感
左旋氧氟沙星	敏感	万古霉素	敏感
利奈唑烷	敏感	利福平	敏感
莫西沙星	敏感	复方新诺明	敏感
苯唑西林	敏感		
青霉素G	耐药		
喹努普汀/达福普汀	敏感		

图 2-12　患者入院第 8 天血培养结果

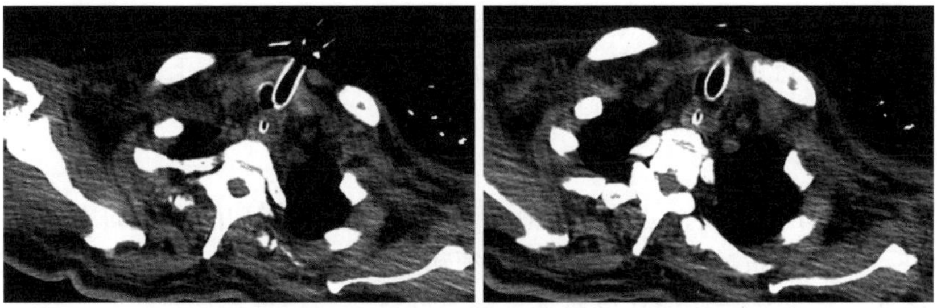

图 2-13　患者出院前复查胸部 CT 结果

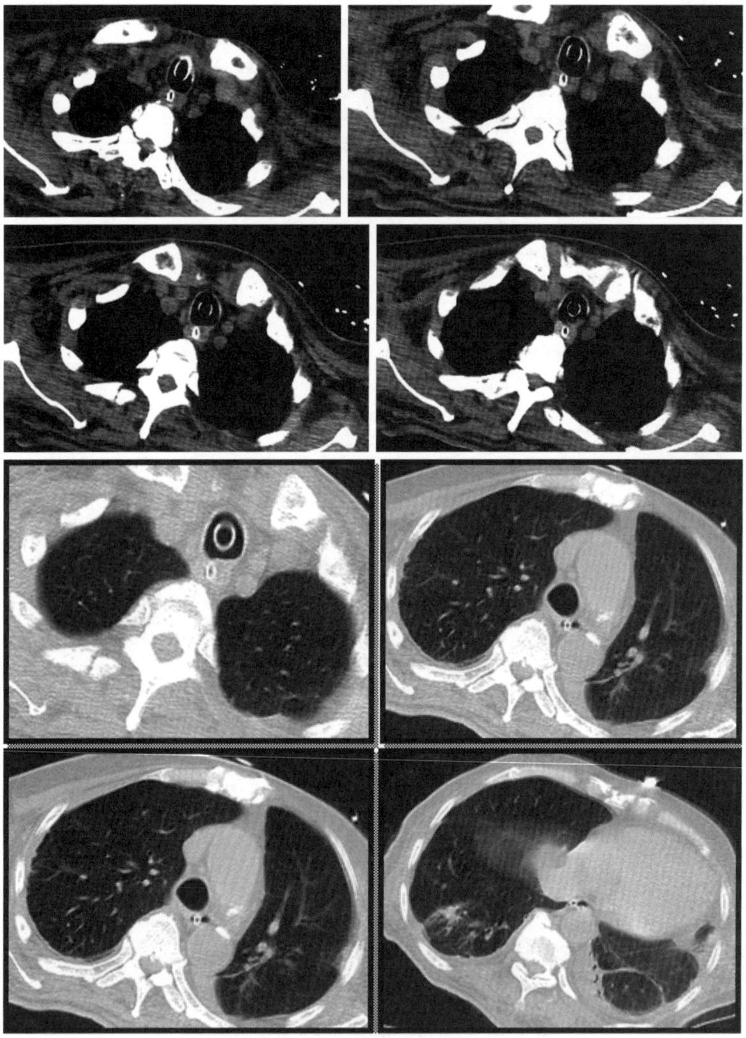

图 2-13 患者出院前复查 CT 结果（续）

脓液培养为敏感金黄色葡萄球菌。金黄色葡萄球菌为人体皮肤正常定植菌，我们仍考虑患者感染来源为皮肤细菌移位引起。

【总结】

1．对于感染灶不明确，但已导致感染性休克、多脏器功能衰竭的患者，在积极维持生命体征、广覆盖抗感染治疗的同时，须积极寻找感染源，尽量明确感染灶，进一步明确病原菌，后期治疗才能从经验性抗感染转换成目标性抗感染。

2．住院时间超过 1 周的感染患者，需考虑病原菌从社区获得病原菌向院内获得病原菌转换的可能，即耐药菌感染可能增大。

参 考 文 献

[1] Burnham JP, Kollef MH. Treatment of severe skin and soft tissue infections: a review. Curr Opin Infect Dis, 2018, 31 (2): 113-119.

[2] Hersh AL, Chambers HF, Maselli JH, et al. National trends in ambulatory visits and antibiotic prescribing for skin and soft-tissue infections. Arch Intern Med, 2008, 168 (14): 1585-1591.

[3] Edelsberg J, Taneja C, Zervos M, et al. Trends in US hospital admissions for skin and soft tissue infections. Emerg Infect Dis, 2009, 15 (9): 1516-1518.

[4] Zhao JC, Zhang XH, Zhang N, et al. Complicated posterior cervical skin and soft tissue infections at a single referral center. Biomed Res Int, 2020, 2020: 5230763.

[5] Burnham JP, Kollef MH. Understanding toxic shock syndrome. Intensive Care Med, 2015, 41 (9): 1707-1710.

[6] Burnham JP, Kirby JP, Kollef MH. Diagnosis and management of skin and soft tissue infections in the intensive care unit: a review. Intensive Care Med, 2016, 42 (12): 1899-1911.

第三章　重症腹腔感染

一、重症腹腔感染的定义与分类

（一）定义

腹腔感染的狭义定义指腹膜炎和腹腔脓肿。腹腔感染的广义定义包括腹膜腔感染、腹膜后感染及腹部器官的感染性外科疾病，如阑尾炎、胆囊炎、胰腺炎及肝脓肿。重症腹腔感染是指腹腔感染伴有脓毒症或感染性休克。

复杂性腹腔感染属于继发性腹腔感染范畴，是指感染致病菌超越原发受累的器官进入腹腔，引起腹膜炎或腹腔脓肿。此类感染单靠手术不能治愈，必须辅以恰当的抗菌药物治疗。

（二）分类

重症腹腔感染是 ICU 常见的问题。根据国际文献，腹部是感染或脓毒症的第一或第二来源。

腹腔内感染带来了 4 个特殊的临床挑战：①疾病的严重程度跨度很大，从普通腹腔感染病例到暴发性感染性休克和多器官功能障碍；②病原菌种类广泛，包括革兰阳性和革兰阴性好氧菌、厌氧菌及真菌；③微生物诊断的贡献并不明确，因为培养物不能容易地区分真正的病原体和无害的微生物；④源头控制包括根除感染源、控制持续污染、恢复紊乱解剖结构和生理功能的所有干预措施，这是临床管理和成功的关键，但往往难以实现。腹腔内感染有多种临床表现，除了局部脓肿形成或实体器官感染（如肝脓肿和胰腺坏死感染）外，经典的腹膜炎分为 3 种：原发性腹膜炎（腹膜透析相关或自发性细菌性腹膜炎）、继发性腹膜炎（胃肠道解剖学上的破坏）、第三类腹膜炎（尽管有足够的源头控制干预，但仍持续感染）。此外，腹腔内感染也可分为无并发症或有并发症。

腹腔内感染的分类特点包括：①腹腔污染的程度反映源控制的复杂性；②器官衰竭的紧迫感和预后有关；③可能存在耐药微生物或其他重要病原体，可能需要更广谱的抗菌覆盖（肠球菌、念珠菌）。根据获得方式（社区获得性、医疗保健相关性、早发性医院获得性或晚发性医院获得性），解剖屏障破坏（肠道屏障结构缺失或出现导致局部或弥漫性腹膜炎）及疾病严重程度（感染、败血症或脓毒性休克）分类如下。①根据感染途径：可分为社区获得性腹腔感染、医疗保健机构相关性腹腔感染和（或）早发性院内获得性（住院≤7 天）腹腔感染，以及晚发性院内获得（住院＞

7 天）腹腔感染。其中医疗保健机构相关性腹腔感染至少包括 1 个多药耐药病原体风险因素，即疗养院居民、院外肠外营养或血管通路患者、慢性透析患者、最近（<6 个月）住院患者，或最近（<6 个月）进行抗菌治疗的患者。为简化定义，可将医疗保健机构相关性感染归为早发性院内获得性腹腔感染。②根据解剖屏障破坏：可分为无解剖结构破坏腹腔感染和解剖结构破坏导致局限性或弥漫性腹膜炎（即污染扩散到整个腹腔）。③根据疾病的严重程度：可分为轻症感染、脓毒症或脓毒症休克。

二、重症腹腔感染的流行病学

重症腹腔感染抗生素耐药性主要是革兰阴性菌，但根据地理区域的不同差异是巨大的。特别值得关注的区域包括东欧、欧洲东南部、北非和中东及拉丁美洲；35% 的患者感染了至少一种抗生素耐药性微生物。

三、重症腹腔感染的病原学特点和高危因素

一项多中心腹腔感染的研究微生物标本报告显示。在 80.4% 的重症腹腔感染患者中，至少可发现一个培养结果呈阳性，革兰阴性菌最多（58.6%），以肠杆菌为主（51.7%），大肠埃希菌最常见（36.8%）。39.4% 以肠球菌为主（25.9%）的患者分离出革兰阳性需氧菌。厌氧菌和真菌的分离率分别为 11.7% 和 13.0%。从 26.3% 的患者中分离出多药耐药微生物。社区获得性（26.5%）、早发性医院获得性（29.0%）和晚发性医院获得性感染（24.6%）的抗生素耐药率差异无统计学意义（$P=0.215$）。感染（27.6%）、脓毒症（26.9%）和脓毒症休克（25.0%）患者抗菌药物耐药性差异无统计学意义（$P=0.449$）。

四、重症腹腔感染的抗感染策略

92.6% 的患者接受一线经验性抗菌治疗。94.4% 的患者的抗感染方案覆盖了需氧革兰阳性菌、革兰阴性菌及厌氧菌的治疗方案。81.8% 的患者使用抗铜绿假单胞菌药物。分别增加 26.7% 和 5.8%MRSA 和 VRE 的经验覆盖率。18% 的患者使用抗真菌药物。15% 的患者使用 2 种具有抗厌氧活性的药物。与社区获得性病例（14.2%）相比，医院获得性病例（18.2%）更经常使用双重抗厌氧覆盖。

对 95.7% 的患者进行源头控制干预，包括引流（94.0%）、减压手术（7.9%）、解剖及功能恢复（28.2%）。在进行源控制的患者中，29.6% 的患者炎症反应持续 7 天以上。在最初采用非手术治疗的患者中（28.8%），由于存在持续感染症状，4.8% 的患者进行感染灶清除处理。

迟发性的院内感染、弥漫性腹膜炎、脓毒症和脓毒症休克、高龄、营养不良、糖尿病、肝衰竭及充血性心力衰竭（congestive heart failure，CHF）是死亡的独立

危险因素。在经验性抗菌方案中，抗 MRSA 药物与死亡风险降低相关。耐药菌如 MRSA、VRE、难以治疗的耐革兰阴性菌［超广谱 β 内酰胺酶（extended-spectrum β-lactamase，ESBL）及碳青霉烯耐药与病死率显著相关。

五、临床病例分析

【病例简介】

腹腔感染是外科术后最常见的术后并发症，《中国腹腔感染诊治指南（2019 版）》指出，腹腔感染在治疗上最关键的部分为感染源控制。选择合适的控制感染源方法，治疗失败后再次选择控制感染源的方法非常重要。感染源控制的情况及对感染灶的了解情况决定最终的治疗成效。在控制感染源的前提下，选择合适的抗生素，给予脏器功能支持等一系列综合治疗也非常重要。

【病例资料】

患者，女性，66 岁，因“结肠穿孔术后伴发热 10 天”于 2018 年 9 月 3 日入院。

【现病史】

患者 8 月 24 日凌晨因腹痛就诊当地医院，给予灌肠后腹痛加重，后转院至某医院急诊行“乙状结肠部分切除术＋乙状结肠暂时造口＋小肠排列术”，术后给予亚胺培南西司他丁钠 1 g（每 6 h 一次）＋替考拉宁抗感染，给予抑酶抑酸，补液升压等治疗。后患者氧合下降予以气管插管呼吸机辅助通气，调整抗生素方案为亚胺培南西司他丁钠 1 g（每 6 h 一次）＋达托霉素 0.5 g（每日一次），患者氧合好转，但仍有发热。8 月 28 日会诊予以调整抗生素为亚胺培南西司他丁钠 2 g（每 8 h 一次）＋替加环素 50 mg（每 12 h 一次）。9 月 1 日患者体温仍有波动，再次调整抗生素方案为头孢哌酮钠舒巴坦钠 2 g（每 6 h 一次）＋达托霉素 0.5 g（每日一次）＋替加环素 50 mg（每 12 h 一次）＋氟康唑 0.4 g（每日一次）抗真菌治疗。9 月 2 日血培养结果显示头状地霉菌，调整氟康唑为伏立康唑 0.4 g（每日一次）行抗真菌治疗。患者为进一步诊治，转入我院。病程中患者曾昏迷，现意识尚清，精神差，留置导尿管，结肠造口中，近期体重无明显变化。

【既往史】

既往有慢性胃炎病史，否认高血压、冠心病、心房颤动、脑梗死等慢性病史。

【体格检查】

意识清楚，精神差，气管插管辅助通气［通气模式为同步间歇指令通气（synchronized intermittent mandatory ventilation，SIMV），FiO_2 40%，频率 15 次 / 分，VT 460 ml，PEEP 8 cmH_2O］，右侧颈前皮肤可见瘀斑，双肺呼吸音粗，可闻及散在湿啰音。BP 101/74 mmHg（NE 12 mg 加入 5% 葡萄糖溶液 50 ml 中，3 ml/h 静脉泵入以维持血压），心律齐，心率 104 次 / 分，各瓣膜听诊区未闻及杂音；腹软，结肠造口中，可见黄色混浊引流液，双手双足水肿，四肢肌张力可，肌力 0 级，病理征阴性。

【辅助检查】

2018 年 8 月 24 日上腹部 CT 检查结果提示腹腔可见游离气体。

【诊疗过程】

入院后完善相关检查（血常规检查、血气分析、肝肾功能检查、病原学检查、胸腹部 CT 检查等），给予心电监护、有创动脉压监测，NE、DA 维持血压，白蛋白维持胶体渗透压，经验性给予替加环素 100 mg（每 12 h 一次）、美罗培南 1 g（每 8 h 一次）广谱覆盖肠道革兰阳性肠球菌及革兰阴性耐药肠杆菌；因当地医院血培养结果为头状地霉菌，加用伏立康唑 200 mg（每 12 h 一次）、两性霉素 B 脂质体雾化抗真菌治疗。舒芬太尼、右美托咪定镇痛镇静，天晴甘美保肝，乌司他丁减轻炎症反应，磷酸肌酸营养心肌，注射用胸腺五肽增强免疫，护胃、化痰、舒张支气管，营养支持等对症治疗。9 月 4 日外科会诊后在 CT 引导下行腹腔置管引流＋在超声引导下行盆腔穿刺引流，为避免感染扩散暂不给予冲洗。考虑患者暂时难以脱机，9 月 6 日给予气管切开。9 月 8 日复查腹部 CT 见脾周积液较前增多，外科会诊后行超声引导下穿刺引流。考虑患者 MYO 持续升高，感染加重，调整抗生素方案为亚胺培南西司他丁钠 1 g（每 6 h 一次），替加环素 100 mg（每 12 h 一次），加用利奈唑胺 600 mg（每 12 h 一次）覆盖 MRSA，伏立康唑 200 mg（每 12 h 一次）、卡泊芬净 50 mg（每日一次）抗真菌治疗。患者 MYO 持续升高、IL-2 受体、IL-6 明显升高，考虑炎症风暴，9 月 11 日起给予 oXiris 透析管行 CRRT 清除体内炎性因子，后患者 MYO、IL 较前明显下降。9 月 14 日患者二代测序技术（next-generation sequencing，NGS）提示有不动杆菌、克雷伯菌，即停用亚胺培南西司他丁钠改为头孢哌酮钠舒巴坦钠 3 g＋舒巴坦 2 g（每 8 h 一次），因患者肝功能受损，胆红素高，停用替加环素，加用多黏菌素 B，并继续予以多黏菌素 B 雾化使用，暂停两性霉素 B 脂质体雾化，同时加强保肝治疗。9 月 17 日给予头孢哌酮钠舒巴坦钠和舒巴坦减量至头孢哌酮钠舒巴坦钠 3 g＋舒巴坦 2 g（2 次 / 日），9 月 20 日患者尿蛋白阳性伴管型，停用静脉多黏菌素 B，改用替加环素 100 mg（每 12 h 一次）抗感染；考虑脾周引流液明显减少，给予拔除引流管。患者体温平稳，9 月 24 日给予抗生素降阶梯，暂停斯沃、舒巴坦，继续头孢哌酮钠舒巴坦钠、替加环素、多黏菌素雾化，卡泊芬净抗真菌。9 月 26 日患者再次发热，调整抗生素为亚胺培南西司他丁钠 1 g（每 8 h 一次），替加环素 100 mg（每 12 h 一次），斯沃 0.6 g（每 12 h 一次），继续卡泊芬净抗真菌，并复查 IL、皮质醇指标，排除炎症风暴的再次出现。患者腹部 CT 结果提示右上腹腔仍有积液，右侧结肠旁沟引流管引流量甚少，考虑积液已局限，且较黏稠不宜引流，给予局部冲洗引流。9 月 27 日患者右手活动幅度较前稍增大，评估检查耐受性可，给予完善肌电图检查，根据神经内科会诊意见，加用甲钴胺片营养神经，继续康复功能锻炼及针灸治疗。患者生命体征平稳，10 月 6 日开始逐渐降阶梯治疗，并于 10 月 7 日拔除盆腔引流管，患者抗感染方案为头孢哌酮钠舒巴坦钠 3 g（每 8 h 一次）、口服斯沃 0.6 g（每 12 h 一次）抗感染，伏立康唑 200 mg（每 12 h 一次）抗真菌治疗；血管活性药物已减停，营养治疗方案为百普力 1500 ml，肠内适应可。后复查腹部 CT 结果仍提示有少量腹水，再次给予腹腔穿刺引流，并给予大量 0.9% 氯化钠溶液持续冲洗，患者病情逐步平稳，腹腔感染控制，并脱机拔管，患者肌力逐渐恢复，并加强康复锻炼，营养状态良好，小便及造口排便基本正常。

【分析与讨论】

控制感染源是腹腔感染治疗中至关重要的环节，也是治疗成败的关键环节。控制感染源包括充分引流腹腔内及腹膜后积聚的感染性液体（渗液或脓液），清除坏死的感染组织。进行外科干预以避免继续污染，并恢复正常的胃肠道解剖和功能。感染源控制的目的不仅是通过去除感染部位减少细菌和毒素的负荷，还要改善局部环境防止进一步微生物生长并优化机体的防御能力。目前，腹腔感染的感染源控制手段包括确定性手术，为避免继续污染而采取的手术，以清创和引流为目的手术治疗，穿刺引流和腹腔开放疗法。方式的选择和治疗的时机非常重要，应该根据病情需要和所能获得的医疗资源制订合理的治疗方案。

【总结】

1. 腹腔感染的源头控制在治疗中起到至关重要的作用，治疗的效果好坏与源头控制有直接相关性。

2. 及时地送检标本培养，并根据培养结果及时调整抗生素在腹腔感染治疗中起到重要作用。

3. 营养达标是治疗的基础，肠内营养在重症患者的治疗中起到很重要的作用，应不间断地评估肠道功能，观察患者肠道功能，及时给予肠内营养。

参考文献

[1] Montravers P, Blot S, Dimopoulos G, et al. Therapeutic management of peritonitis: a comprehensive guide for intensivists. Intensive Care Med, 2016, 42 (8): 1234-1247.

[2] Solomkin JS, Mazuski JE, Bradley JS, et al. Diagnosis and management of complicated intra-abdominal infection in adults and children: guidelines by the surgical infection society and the infectious diseases society of America. Surg Infect (Larchmt), 2010, 11 (1): 79-109.

[3] Azuhata T, Kinoshita K, Kawano D, et al. Time from admission to initiation of surgery for source control is a critical determinant of survival in patients with gastrointestinal perforation with associated septic shock. Crit Care, 2014, 18 (3): R87.

[4] Sartelli M, Chichom-Mefire A, Labricciosa FM, et al. The management of intra-abdominal infections from a global perspective: 2017 WSES guidelines for management of intra-abdominal infections. World J Emerg Surg, 2017, 12: 29.

[5] Trouillet JL, Chastre J, Vuagnat A, et al. Ventilator-associated pneumonia caused by potentially drug-resistant bacteria. Am J Respir Crit Care Med, 1998, 157 (2): 531-539.

[6] Singer M, Deutschman CS, Seymour CW, et al. The third international consensus definitions for sepsis and septic Shock (Sepsis-3). JAMA, 2016, 315 (8): 801-810.

[7] Kadri SS, Adjemian J, Lai YL, et al. National institutes of health antimicrobial resistance outcomes research initiative (NIH–ARORI). Difficult-to-treat resistance

in gram-negative bacteremia at 173 US hospitals: retrospective cohort analysis of prevalence, predictors, and outcome of resistance to all first-line agents. Clin Infect Dis, 2018, 67 (12): 1803-1814.

[8] Kadri SS, Lai YLE, Ricotta EE, et al. NIH antimicrobial resistance outcomes research initiative (NIH-ARORI). external validation of difficult-to-treat resistance prevalence and mortality risk in gram-negative bloodstream infection using electronic health record data from 140 US hospitals. Open Forum Infect Dis, 2019, 6 (4): ofz110.

[9] Ruiter J, Weel J, Manusama E, et al. The epidemiology of intra-abdominal flora in critically ill patients with secondary and tertiary abdominal sepsis. Infection, 2009, 37 (6): 522-527.

[10] van de Groep K, Verhoeff TL, Verboom DM, et al. MARS consortium. Epidemiology and outcomes of source control procedures in critically ill patients with intra-abdominal infection. J Crit Care, 2019, 52: 258-264.

第四章　重症感染性心内膜炎

一、重症感染性心内膜炎的定义

感染性心内膜炎（infective endocarditis，IE）是指由病原微生物经血行途径引起的心内膜、心瓣膜、邻近大动脉内膜的感染并伴赘生物的形成。IE 被认为是致命的感染性疾病综合征之一，位于尿路感染、肺炎、腹腔感染之后，居第 4 位，属危重病。天然瓣和人工瓣 IE 总病死率为 20%～25%，由非法静脉用药所致病死率为 10%。IE 常全身严重感染患者往往全身毒血症症状明显，病程多急骤凶险。从病理生理机制看，IE 可造成心脏瓣膜和腱索的严重损害，短期内新出现高调心脏杂音或原有心脏杂音性质改变，可迅速进展为急性心力衰竭，或者心律失常，甚至死亡；另一方面，大量质脆赘生物碎片脱落导致远端血管栓塞；病原体血行播种在远隔部位形成转移性脓肿；激活免疫系统，导致肾小球肾炎、肝脾大、关节炎、腱鞘炎、心包及心肌炎；BSI 本身可导致严重的脓毒性休克、多器官功能衰竭等。一旦 IE 引起严重的血流动力学波动或累及多个脏器受损，即为重症 IE。

传统的分类依据病情和病程将 IE 分为急性感染性心内膜炎（acute infective endocarditis，AIE）和亚急性感染性心内膜炎（subacute infective endocarditis，SIE），前者由毒力强的病原体所致，病情重，有全身中毒症状，未经治疗往往数天至数周内死亡；后者病原体毒力低，病情较轻，病程较长，中毒症状少。此外，也有依据传统瓣膜类型分类为自体瓣膜心内膜炎（native valve endocarditis，NVE）和人工瓣膜心内膜炎（prosthetic valve endocarditis，PVE）。另有依据感染的病原体和受累部位分为金黄色葡萄球菌性心内膜炎、真菌性心内膜炎及右心瓣膜心内膜炎。

目前学术界所广泛认同的是 2009 版欧洲心脏病学会（European Society of Cardiology，ESC）IE 诊断治疗指南所提出的标准，按照感染部位及是否存在心内异物将 IE 分为 4 类，即：①左心自体瓣膜 IE；②左心 PVE（瓣膜置换术后＜1 年发生称为早期 PVE，术后＞1 年发生称为晚期 PVE）；③右心 IE；④器械相关性 IE（包括发生在起搏器或除颤器导线上的 IE，可伴或不伴有瓣膜受累）。

二、重症感染性心内膜炎的流行病学

工业化国家 IE 的年发生率为（3～9）/100 000 人，男女比例大于 2∶1。50% 的 IE 患者无瓣膜病史，然而有人工瓣膜、心内设备、先天性心脏病或既往感染性心内膜病史患者的发病率最高。其他危险因素包括慢性风湿性心脏病、瓣膜退行性病变、血液透析、慢性合并症［如糖尿病、人类免疫缺陷病毒（human immunodeficiency virus，HIV）感染或毒品静脉注射等］。近年来报道美国1/3以上的IE病例是医源性相关的（院内或院外）。随着年龄增长上述易患因素的增加可能是65岁以上人群IE发病率升高的原因。尽管医疗及外科技术不断进步，住院病死率仍很高（约达20%）。

然而，不同亚组患者的病死率差别很大。例如，右心或口腔链球菌所致左心NVE的院内病死率<10%，而金黄色葡萄球菌PVE的病死率为40%或更高。一项评估IE患者死亡危险因素的多因素分析显示，死亡独立预测因子包括高龄、金黄色葡萄球菌感染、心力衰竭、脑血管和栓塞事件及医源性相关IE。

近年来，医院内获得的IE的发病率有所上升，在近60%的病例中葡萄球菌是主要致病菌，且主要感染源是血管内手术或导管相关性感染（约55%）。医院内IE的院内病死率为30%，超过社区获得性IE 3倍。此外，近年来ICU的IE患者人数也在增加。一项对ICU入院患者的研究中，3%患者被诊断出IE，其中50%病例所分离出的病原微生物为金黄色葡萄球菌，这些患者的住院病死率极高（45%）。另一项研究发现,ICU患者中的IE院内总体病死率为54%，其中未接受手术的患者病死率高达85%。此外，由于ICU患者病情的复杂性，IE的发生可能更为隐匿而致命。一项对死因不明的ICU患者的尸检研究，IE的检出率明显高于其他病因（154例患者中检出8例IE）。这一发现强调了临床医师尤其是ICU医师应高度怀疑不明感染患者中发生IE的可能性。

三、重症感染性心内膜炎的病原学特点和高危因素

80%的IE由链球菌和葡萄球菌所致，比例与瓣膜（自体或人工）、传染源、患者年龄和并存疾病相关。葡萄球菌是IE最常见的感染微生物，这是医源性相关的IE比例逐渐增高的结果。此外，随着近年来卫生水平和健康意识的提高，口腔链球菌性心内膜炎的发生率出现下降趋势。

IE患者血培养结果为阴性（占10%）可能是患者在IE诊断之前已接受抗生素治疗或IE由难养菌所致。由难养菌所致的IE，采用血清学检测、瓣膜或血液聚合酶链反应（polymerase chain reaction，PCR）检测及高度专业化的微生物技术能明确60%患者的病原体。最常见的微生物是巴尔菌、布鲁氏菌、贝氏柯克斯体（Q热原）、HACEK细菌群［嗜血菌、放线杆菌（原放线菌）、人心杆菌、啮蚀艾肯菌、金氏金菌］及惠普尔养障体。

大多数IE发生于有器质性心脏病的患者，据我国资料显示，IE患者中50%以上有风湿性心脏病史，8%～15%有先天性心脏病史，其他如心肌病、肺源性心脏病、甲亢性心脏病及二尖瓣脱垂症等占10%，近几年，无器质性心脏病者发生IE呈明显上升趋势，约占10%，可能与各种内镜检查和经血管的有创检查及静脉吸毒有关。

IE的并发症发生率很高，导致该疾病的病情严重，病死率亦升高。当感染在心脏内扩散时，IE并发症多涉及心脏结构，而当出现栓塞事件或感染迁移时，IE的并发症

可能涉及心脏外多脏器结构。约 57% 的 IE 患者可发生一种甚至多种并发症。

近 1/3 的 IE 患者会在病程中发生充血性心力衰竭（conge stive heart failure，CHF）。病理生理机制是 IE 对心脏瓣膜的破坏性破坏所致，导致急进性的瓣膜反流。由于无法进行心室补偿，从而导致严重的充盈压力增加和心排血量降低。IE 与 CHF 相关的临床特征包括高龄，医疗保健相关感染，新出现或恶化的杂音，以及左心自体瓣膜感染伴新发主动脉瓣或二尖瓣反流、瓣周并发症。一旦 IE 患者发生 CHF，则考虑为外科急诊指征，因患者常会迅速进展为失代偿性心力衰竭。对于严重的左心瓣膜反流，药物治疗（包括利尿和通过短期作用的静脉内短效血管舒张剂，如硝普钠或肼屈嗪，可减少后负荷）可暂时稳定患者病情。对患有急性严重二尖瓣反流的患者，主动脉内球囊反搏或可使额外的后负荷降低，但如果存在明显的主动脉反流，则为禁忌证。

左心 IE 患者的全身血管性栓塞发生率为 22%～50%。全身血管性栓塞无外显的临床症状，而脑部 MRI 检查结果显示，约 50% 的左心 IE 患者为亚临床脑栓塞。发生血管性栓塞的风险与多种临床特征相关，包括糖尿病，心房颤动，抗生素使用前出现栓塞，植入物时程及金黄色葡萄球菌感染。脑栓塞是 IE 严重的心脏外并发症。最近的多中心研究 ICU 患者的数据表明，神经系统并发症在 ICU 人群中更为常见，约 55% 的 IE 危重患者中会出现神经系统并发症。

约 17%IE 患者并发脓毒性休克。一项对 IE 患者的调查研究显示，脓毒性休克与糖尿病、金黄色葡萄球菌感染、急性肾功能不全、赘生物直径≥15 mm、感染持续存在及室上性心动过速有关。出现脓毒性休克并发症的患者院内病死率高达 73%。

四、重症感染性心内膜炎的抗感染策略

IE 患者，特别是重症 IE 患者，必须利用多学科团队来制定治疗策略。2015 年欧洲心脏病学会感染性心内膜炎管理指南中进行了详细的阐述。由感染科、心脏病学和心脏外科医师组成的多学科团队形成的管理策略已被证明可以减少肾衰竭，多系统器官衰竭，栓塞事件导致的死亡率及整体病死率。

对于 IE 的抗感染治疗，应首先考虑抗感染治疗。治疗原则为高血药浓度、静脉给药、长疗程、首选杀菌抗生素、联合用药及早期治疗。由于 IE 患者自身抵抗能力极弱，战胜疾病主要依靠有效的抗菌药物。抗感染治疗首先选择杀菌类抗菌药物，应用病程要足够长，一般为 4～6 周，如血培养结果持续阳性，且有并发症者疗程可延长至 8 周以上。通常维持的药物血清浓度应在杀菌水平的 8 倍以上。以血培养和药敏试验结果指导选用及调整抗菌药物，如血培养结果未回或不能确定致病菌时应根据经验给药。一般情况下选用青霉素、氨苄西林、头孢曲松或万古霉素，并常合用 1 种氨基糖苷类抗生素。

对于细菌培养阴性的早期左 PVE，至少选用万古霉素和庆大霉素，晚期 PVE 应加用头孢曲松来对抗 HACEK 细菌群。HACEK 细菌群系人类口腔、呼吸道、生殖道的正

常菌群，在一定的条件下可引起严重感染，主要是引起细菌性心内膜炎、菌血症和混合细菌性伤口感染。其共同特征为生长缓慢，需 48～72 h 才见菌落，血培养常需数日至 2 周，且生长需要二氧化碳，故应培养于烛缸或二氧化碳培养箱中。只有营养丰富的培养基才能支持其生长，如巧克力血平板等。

抗菌药物剂量应考虑赘生物大小及药物的 MIC，一般应达到最大非中毒血浓度。PVE 的赘生物一般较 NVE 者为大，抗生素疗程应长于 NVE。由凝固酶阴性葡萄球菌导致的 PVE 中，由于病原微生物与人工瓣膜之间存在着复杂的相互作用，使得抗菌药物起效过程变得极为困难。可采用包括利福平在内的三联疗法，万古霉素和利福平联合应用至少 6 周，并在该疗程的最初 2 周辅以庆大霉素协同治疗，可能取得较为良好的疗效。药物停用标准为：应用抗生素 4～6 周后体温和红细胞沉降率恢复正常；自觉症状改善和消失；脾缩小；停药后第 1、2、6 周血培养结果显示阴性。

此外，对于 IE 患者，抗凝抗栓治疗也存在诸多争议。一项由加拿大 18 个中心和美国 1 个中心共同参与进行的一项随机、双盲、安慰剂对照的研究结果表明，对已经接受抗生素治疗的 IE 患者，给予阿司匹林治疗，并不能降低栓塞事件发生率，反而增加了其出血的倾向。另外，除非发生大面积肺梗死，应禁忌应用肝素进行抗凝治疗，因其有增加致死性脑出血的风险。如有华法林应用指征（已置换机械瓣），应调整 INR 在 2.5～3.5。如患者在病程中出现中枢神经症状尽量不用抗凝药。

对于抗生素治疗预期疗效不佳的高危患者，应考虑早期手术干预。约 50% IE 患者须接受手术治疗。早期手术旨在通过切除感染物、引流脓肿和修复受损组织，避免心力衰竭进行性恶化和不可逆性结构破坏，同时预防栓塞事件。但在疾病活动期进行手术的风险很大，因此须掌握适应证，尽早请心外科医师会诊，为患者确定最佳治疗方案。IE 患者早期手术的三大适应证是心力衰竭、感染不能控制及预防栓塞事件。早期手术按其实施的时间可分为急诊（24 h 内）、次急诊（几天内）及择期手术（抗生素治疗 1～2 周后）。术后继续抗感染治疗，一般根据血培养结果，联合应用大量有效抗生素 4～6 周，以防止复发。以下根据不同的 IE 分类分别阐述各自的适应证。

（一）自身瓣膜心内膜炎手术适应证

1. 主要适应证　①由瓣膜功能衰竭引起的心力衰竭；②抗生素治疗后持续败血症；③再发栓塞。

2. 次要适应证　①心内脓肿或窦道形成；② Valsalva 窦瘤破裂；③抗生素治疗后仍病原不明；④真菌性心内膜炎；⑤伴有心力衰竭的左侧急性金黄色葡萄球菌感染的 IE；⑥血培养结果显示阴性，给予足够抗生素治疗，持续发热 10 天以上的患者。

（二）置换瓣膜心内膜炎的手术适应证

1. 主要适应证　①由瓣膜功能衰竭引起的心力衰竭；②真菌性心内膜炎；③再发的脓毒性血栓；④心内脓肿或窦道形成；⑤应用 3 种抗生素治疗仍持续存在脓毒症；⑥抗生素治疗无效，瓣膜功能受累。

2. 次要适应证 ①非链球菌感染的病原体；②抗生素治疗后再发者；③发热时间超过 10 天，血培养结果显示阴性。

五、临床病例分析

【病例简介】

针对重症 IE 患者制订个体化治疗方案对患者预后有极为重要的意义。而个体化方案需要结合精确的诊断、分析不同阶段的主次问题、适时和适当的治疗措施等。本例患者存在人工瓣膜植入史，经过鉴别分析后，诊断精准，治疗对症而有效。

【病例资料】

患者，男性，57 岁，因“反复发热 2 月余，胸闷气喘 1 月余”于 2020 年 6 月 30 日入院。

【现病史】

患者于 2020 年 4 月底无明显诱因出现体温升高，最高为 39℃，无寒战，呈间歇性发热，未重视，至 2020 年 5 月 4 日症状无明显缓解，于外院就诊，以“肺炎”给予抗感染治疗（具体用药不详），5 月 20 日好转出院，5 月 23 日出现胸闷、气喘，休息后不缓解。外院心脏彩超诊断为风湿性心脏病二尖瓣机械瓣置换术后、三尖瓣关闭不全、肺动脉高压。给予强心、利尿等治疗。5 月 28 日患者再发高热，血培养结果显示金黄色葡萄球菌（甲氧西林敏感的金葡菌，哌拉西林他唑巴坦敏感），当地给予“庆大霉素 8 万 U、利福平 0.3 g（每天 3 次）”治疗，疗效不佳并出现肾功能损害，改为“利奈唑胺 0.6 g（每 12 h 一次），亚胺培南西司他丁钠 0.5 g（8 h 一次），利福平 0.3 g（每天 3 次）”。6 月 23 日再次出现体温上升，最高 38.2 ℃，伴有明显腹胀，进食极差。6 月 25 日起患者出现血小板进行性下降，当地医院将利奈唑胺更换为达托霉素。家属要求来我院进一步治疗，以“IE、心衰”收入 ICU。患者及其家属否认发病前牙科就诊或侵入性医疗检查操作史，否认药瘾、毒瘾史。

【既往史】

22 年前因活动后胸闷、气喘于当地医院诊断为“风湿性心脏病，二尖瓣关闭不全”行二尖瓣人工机械瓣置换术，3 年前曾有活动后胸闷气喘，于某医院诊治好转后出院。既往高血压、冠心病病史（病程逾 10 年，具体不详），平时血压控制情况不详。

【体格检查】

体温 37.4℃。意识清楚、精神差，端坐呼吸，气促，呼吸频率 30 次 / 分，双肺呼吸音低，两肺底可闻及湿啰音。心音较低，心房颤动，心率 132 次 / 分，血压 122/68 mmHg。心律绝对不规则，二尖瓣区可闻及收缩期人工瓣膜机械性搏动音，三尖瓣区可闻及收缩期吹风样杂音。

【辅助检查】

2020 年 6 月 30 日床旁血气检测：pH 为 7.22，氧分压 7.08 kPa（1 kPa＝7.6 mmHg），二氧化碳分压 4.19 kPa，碱剩余－13.8 mmol/L，葡萄糖 1.8 mmol/L，血清钾 5.70 mmol/L，

血清离子钙 1.140 mmol/L，血清乳酸 10.4 mmol/L；心肌蛋白：B 型利钠肽（BNP）458.0 pg/ml，CK-MB 2.3 ng/ml，MYO 203.8 ng/ml，肌钙蛋白 I（TnI）0.23 ng/ml；生化检查结果：丙氨酸转氨酶（alanine transaminase，ALT）45 IU/L，天门冬氨酸氨基转移酶（aspartate aminotransferase，AST）286 IU/L，总胆红素（TB）109.7 μmol/L，直接胆红素（DB）57.0 μmol/L，肌酐 245 μmol/L（肌酐清除率 31 ml/min），尿素（BUN）15.8 mmol/L；PCT 8.97 ng/ml；血常规检查结果：白细胞计数 17.03×10^9/L，中性粒细胞百分比 82.0%，血红蛋白 94 g/L，血小板计数 76×10^9/L；心脏超声结果：全心增大，右心室心尖部见一低回声，15.97 mm×23.43 mm，位置相对固定（图 4-1）；右心室腱索及乳头肌回声增强；三尖瓣可见重度反流，据三尖瓣反流估测肺动脉收缩压约 100 mmHg。左心室射血分数（left ventricular ejection fraction，LVEF）(%)：38%。

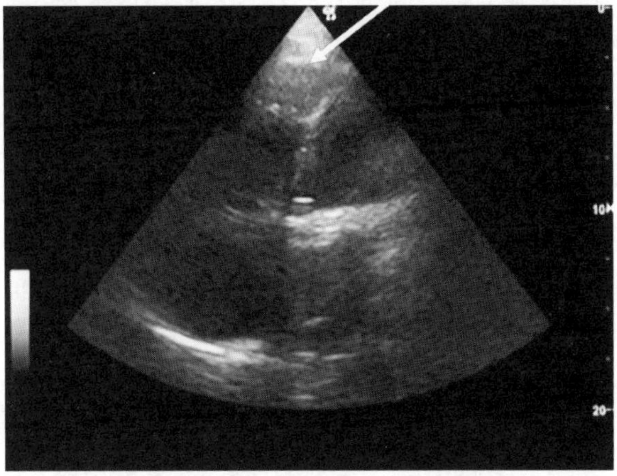

图 4-1 重症感染性心内膜炎患者的心脏超声影像

注：箭头所示处为右心室心尖部低回声区

【诊疗过程】

1. *入院诊断* 右心室心尖部低回声，首先考虑血栓。右心室腱索及乳头肌回声增强，首先考虑 IE 所致，结合临床和外院 CT 结果提示双肺感染。

根据患者的病史、辅助检查及治疗经过，考虑患者入院诊断：①右心 IE 伴右心室血栓形成；②慢性心功能不全急性加重；③心功能Ⅳ级；④风湿性心脏病（二尖瓣人工机械瓣置换术后）；⑤重度三尖瓣关闭不全；⑥心房颤动；⑦肺动脉高压（重度）；⑧肺部感染；⑨Ⅰ型呼吸衰竭；⑩急性肾功能不全；⑪肝功能不全；⑫代谢性酸中毒；⑬高钾血症；⑭乳酸性酸中毒；⑮冠状动脉粥样硬化性心脏病史；高血压史。入科后 SOFA 评分为 10 分。

2. *治疗过程* 由于入科时患者存在严重的低血糖、生命体征不稳定及呼吸衰竭，因此，优先进行生命体征及脏器保护性支持。治疗措施包括①迅速进行心力衰竭控制：利尿剂、强心药；②内环境纠正：控制低血糖、高钾血症及代谢性酸中毒；③行无创辅助通气支持：改善氧合状况同时减少患者呼吸做功。使患者内环境及循环呼吸状况尽快得到纠正及缓解。

患者系右心 IE，入院后暂继续予以达托霉素联合利福平抗感染，同时利尿限液降低心脏前负荷，改善循环，保证灌注。2020 年 7 月 1 日停用利福平，根据患者此前 MSSA 培养结果加用哌拉西林钠他唑巴坦钠联合抗感染，根据心内科会诊意见予以洋地黄类药物强心等各项内科治疗。同时请心血管外科多次会诊评估，会诊结果表示内科治疗效果尚可，无明显手术指征，继续维持内科治疗。治疗 3 天后，7 月 3 日夜间患者突发心力衰竭，伴感染指标上升。胸部 CT 检查提示肺部渗出情况有加重（图 4-2）。故停用哌拉西林钠他唑巴坦钠，升级为亚胺培南西司他丁钠抗感染，送检血培养及 NGS 明确病原菌，结果回报无细菌学证据。经治疗后，患者生命体征及感染情况逐渐恢复平稳，7 月 16 日停用亚胺培南西司他丁钠，降阶为哌拉西林钠他唑巴坦钠。除抗菌药物使用外，继续维持华法林抗凝，INR 控制为 2.5～3.5。7 月 17 日行心脏超声检查，肺动脉压力较前有所下降，同时提示右心室血栓持续存在。继续维持抗感染治疗，定期做肺部 CT、心脏超声、血培养、INR、肝肾功能及电解质检查，评估治疗效果。8 月 5 日行床旁超声，检查结果提示，右心室心尖部血栓消失，右心室腱索及乳头肌点状强回声附着，考虑 IE 治疗后改变。估测肺动脉收缩压约 68 mmHg；LVEF（%）46%。考虑抗感染及抗凝有效，继续达托霉素＋哌拉西林钠他唑巴坦钠抗感染、华法林抗凝治疗。至 8 月 16 日，患者已使用达托霉素 8 周（含院前使用 1 周），停用达托霉素及哌拉西林钠他唑巴坦钠，改为阿莫西林克拉维酸钾片 914 mg（每 12 h 口服一次）序贯治疗，患者病情无波动，各项情况良好，8 月 19 日遵医嘱出院。

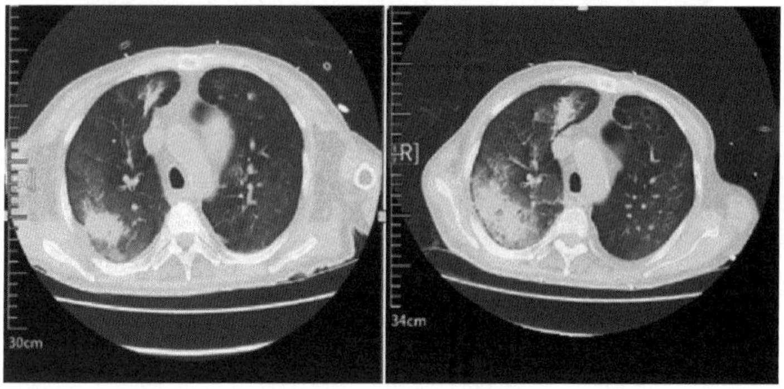

图 4-2　重症感染性心内膜炎患者的胸部 CT

注：左图为 6 月 30 日；右图为 7 月 4 日

【分析与讨论】

正如前述，大多数 IE 发生于有器质性心脏病的患者，该患者多年前因风湿性心脏病行手术治疗。但在了解病史后不难发现，本例患者的 IE 与人工瓣膜相关性不大，而是发生于右心系统。根据 2009 版 ESC IE 诊治指南，患者属于第三类即右心 IE。由于造成循环呼吸系统的严重紊乱及多脏器功能累及，该患者病情属于重症 IE。患者否认了发病前牙科就诊、侵入性操作等病史，亦无药瘾或毒瘾史，在患者的诊断和治疗的全程，反复进行血培养和超声检查对于患者病情的动态掌握起到了重要作用。血培养检查结果提示的 MSSA 也是社区获得的 IE 较为常见的病原体。对于本例患者 IE 的治疗方案，需要从药物治疗及手术干预两方面探讨。首先，抗菌药物治疗原则是高血药浓度、静脉给药、长疗程、首选杀菌抗生素、联合用药及早期治疗。早期患者即采用了联合用药抗感染的方案，但限于患者的脏器耐受能力，方案进行了几轮调整后方达到较为满意的抗感染效果。此外，患者合并发生的肺部感染是本例患者诊治过程争议的焦点之一。争论之处在于肺部感染是否继发于心内膜炎或独立于心内膜炎之外。由于患者痰液微生物学检查无明显指向性，使得诊断产生了一定困难。同时，在升级抗生素之后，患者肺部感染的情况也得到了控制，心力衰竭的情况也相应缓解。因此肺部感染可能来源于 BSI，这也是造成患者病情危重与复杂的重要原因之一。另一方面，由于患者为心脏瓣膜机械瓣置换术后，长期应用华法林，因此对于抗凝存在相应需求。根据指南，将 INR 的目标设为 2.5～3.5。从治疗结果看，得到了满意疗效。其次，如对于抗生素治疗预期疗效不佳的高危患者，有考虑早期手术干预的必要。从既往文献中可以看到，约 50% 感染心内膜炎患者须接受手术治疗。早期手术旨在通过切除感染物、引流脓肿和修复受损组织，避免心力衰竭进行性恶化和不可逆性结构破坏，预防栓塞事件。但在疾病活动期进行手术的风险极大，尤其对于此类重症患者，须严格掌握适应证。本例患者在入院后尽快完善了心外科医师会诊，为患者确定最佳治疗方案。由于患者对利尿剂的反应良好，右心衰竭情况相对可控，药物抗感染反馈良好。同时，心外科考虑到患者存在的严重三尖瓣反流不是因心内膜赘生物造成的，因此，综合以上因素，不建议手术治疗。经过 8 周的标准抗感染方案，患者治愈出院，疗效满意。

【总结】

1．超声心动图和血培养是诊断 IE 的两大基石。

2．充分、长疗程、有效的抗生素治疗是重症 IE 治疗的核心，同时对于难治患者应早期考虑手术干预的必要性。

参考文献

[1] Correa de Sa DD, Tleyjeh IM, Anavekar NS, et al. Epidemiological trends of infective endocarditis: a population-based study in Olmsted County, Minnesota. Mayo Clin Proc, 2010, 85(5): 422-426.

[2] Duval X, Delahaye F, Alla F, et al. Temporal trends in infective endocarditis in the context of prophylaxis guideline modifications: three successive population-based surveys. J Am Coll Cardiol, 2012, 59(22): 1968-1976.

[3] Sy RW, Kritharides L. Health care exposure and age in infective endocarditis: results of a contemporary population-based profile of 1536 patients in Australia. Eur Heart J, 2010, 31(15): 1890-1897.

[4] Selton-Suty C, Celard M, Le Moing V, et al. Preeminence of Staphylococcus aureus in infective endocarditis: a 1-year population-based survey. Clin Infect Dis, 2012, 54(9): 1230-1239.

[5] Klein M, Wang A. Infective endocarditis. J Intensive Care Med, 2016, 31(3): 151-163.
[6] Sonneville R, Mirabel M, Hajage D, et al. Neurologic complications and outcomes of infective endocarditis in critically ill patients: the ENDOcardite en REAnimation prospective multi-center study. Crit Care Med, 2011, 39(6): 1474-1481.
[7] Olmos C, Vilacosta I, Fernandez C, et al. Contemporary epidemiology and prognosis of septic shock in infective endocarditis. Eur Heart J, 2013, 34(26): 1999-2006.

第五章 重症肺炎

一、重症肺炎的定义

肺炎已经困扰人类数千年，希波克拉底曾将肺炎描述为“古人”所命名的一种疾病，并指出“当肺炎达到顶峰时，如果它不被清洗，情况是无法补救的”。几个世纪以来，预后仍是不佳的。奥斯勒被公认为现代医学之父，他在 1901 年称肺炎为“死亡之人的船长”。尽管抗生素的出现改善了治疗效果，但肺炎仍然是世界上导致住院、发病和死亡的主要原因之一。

CAP、医院获得性肺炎（hospital acquired pneumonia，HAP）、健康护理（医疗）相关性肺炎（health care associated pneumonia，HCAP）及 VAP 均可引起重症肺炎。重症肺炎是指患有严重疾病、预后差、需要较高护理水平的一组患者。目前还没有对重症肺炎的一致定义，大多数情况下重症肺炎都简单地定义为需要在 ICU 住院治疗的肺炎。英国胸科学会推荐使用 CURB-65 评分，它包括 5 个变量（神志不清、尿素、呼吸频率、血压、年龄≥65 岁），并建议当患者满足 3 个或 3 个以上标准时考虑转到 ICU。2007 年，美国胸科学会（American Thoracic Society，ATS）和美国传染病学会（Infectious Disease Society of America，IDSA）推荐了一套 ICU 住院治疗的主要和次要标准。主要标准：有创机械通气和需要血管活性药物；次要标准：呼吸急促、低氧血症、多叶浸润、意识模糊、尿毒症、WBC 减少、血小板减少、体温过低和低血压。满足全部主要标准且满足 3 个或 3 个以上次要标准时考虑转入 ICU。美国胸科学会标准和肺炎严重程度指数（pneumonia severity index，PSI）比 CURB-65 评分更能作为 ICU 入院的鉴别指标。SMART-COP 是最近设计用于识别需要机械通气或血管升压素支持患者的评估工具。1997 年，Fine 等指出 PSI 可以预测病死率，并用 CURB-65 评分进行验证。然而，尽管 PSI 和 CURB-65 评分可用于指导患者是否需要住院治疗，但它们并不可用于指导入 ICU 治疗。许多研究致力于寻找理想的评估工具来指导 ICU 收治，一些研究发现重症肺炎延迟收治与病死率相关。然而，这并不意味着早期进入 ICU 就能提高患者生存率。有些患者进入 ICU 是因为病情恶化，而不是因为他们一开始就有呼吸困难等症状。

肺炎的严重程度由免疫抵抗和组织恢复 2 个过程决定。免疫抵抗是指通过杀死或清除引起感染的活微生物的宿主途径。组织恢复是指宿主抵抗、忍受或容忍微生物挑战的压力的途径。与改变微生物负担不同，恢复途径通过限制病原体或免疫抵抗途径引起的损害来减少病理生理改变。

二、重症肺炎的流行病学

在全球范围内，肺炎是最常见的传染性死亡原因，也是第四大最常见的死亡原因。重症肺炎的病死率高达 30%～50%。重症肺炎与发病率和病死率相关，特别是在老年人或有共病的人群中。然而，重症肺炎也可以发生在健康的年轻者中。2015 年，全球疾病负担研究估计，下呼吸道感染（lower respiratory tract infection，LRTI）导致 200 万成年人死亡。在高收入国家，近 90% 的 LRTI 死亡发生在 70 岁以上的成年人中。相比之下，在撒哈拉以南非洲，46% 的 LRTI 导致的死亡多发生在 5 岁以下儿童，在成年人中，55% 的死亡发生在 70 岁以下，其中 22% 发生在 15～49 岁的成年人中。病死率的这些显著差异可能在很大程度上反映了人口年龄分布的差异，但缺乏具体原因、年龄标准化的病死率数据。研究表明，2%～24% 的 CAP 患者需要住进 ICU。在大型多中心队列研究中，重症肺炎患者的医院病死率在 17%～49%，关于这些病死率是随时间增加还是减少的数据存在矛盾。

三、重症肺炎的病原学特点和高危因素

重症肺炎的微生物病因各不相同，影响因素包括季节性气候变化、疫苗接种规划的推广和病原体的地方性。在住院患者中，经微生物学证实，CAP 发生率约为 25%，重症肺炎患者分离出病原体的百分比更高，因为在 ICU 中的诊断工具更可靠且使用广泛。重症肺炎的常见病原体包括肺炎链球菌、金黄色葡萄球菌、军团菌、革兰阴性杆菌、流感嗜血杆菌及甲型和乙型流感病毒。

肺炎链球菌是 CAP 和重症肺炎最常见的病原体，有微生物证据表明，约 30% 的 ICU 病例都是由肺炎链球菌引起。因此，肺炎链球菌是重症肺炎在 ICU 最常见的病原体。在严重肺炎球菌感染病例中近 30% 患者伴有菌血症，死亡率为 25%～30%。在入住 ICU 的患者中，流感嗜血杆菌、金黄色葡萄球菌及军团菌是常见的病原体。革兰阴性菌包括非发酵菌种，如铜绿假单胞菌，可在一小部分病例（5%～10%）中引起肺炎，患者往往病情严重，经验治疗不足比率亦非常高。慢性阻塞性肺疾病（chronic obstructive pulmonary disease，COPD）、皮质类固醇使用、既往的抗生素治疗及脓毒性休克被认为是革兰阴性菌感染肺炎的独立预测因子。

以前，人们认为病毒在重症肺炎的发病机制中发挥次要作用，但目前研究发现，重症肺炎的病原体中经常有病毒的存在。病毒中以腺病毒、呼吸道合胞病毒、季节性流感及副流感为主，其他病毒如鼻病毒、副流感病毒、人偏肺病毒及呼吸道合胞病毒从重症肺炎患者中被分离出来。多种呼吸道病毒可能同时存在，或者与细菌性病原体共存导致疾病。据报道，导致呼吸衰竭的重症肺炎的发病率为 7.7%～57%。研究发现，呼吸道病毒和细菌（42.7% *vs.* 38.5%）一样常见。一方面，许多呼吸道病毒引起轻微或非常轻微的感染，因此，通常不会引起 ICU 医师的关注；另一方面，由于炎症反应过

度，特定病毒感染可导致严重的呼吸衰竭，这与严重肺炎和最终的ARDS有关。尽管采取各种治疗措施，但这种情况通常与高病死率有关，2009年甲型H_1N_1流感在214个不同国家和地区发生，造成数万人死亡，主要涉及20～40岁患者，而肥胖和妊娠可能是严重呼吸并发症［急性肺损伤（acute lung injury，ALI）/ARDS］发生的重要危险因素。2009年的流感大流行引起了全世界对病毒感染和肺炎重要性的关注。对宿主而言，特定的危险因素与感染病毒性的高风险相关。不管是继发于疾病或治疗，免疫抑制是迄今为止最确定的由不同呼吸道病毒发展成严重病毒性肺炎的危险因素。肥胖、老年和长期护理是病毒性呼吸道感染和重症肺炎的危险因素。妊娠被确定为发生严重流感肺炎的危险因素。与严重病毒性肺炎高风险相关的共病有心脏病、慢性肺病、血液疾病（如镰状细胞病）、肾衰竭、糖尿病、恶性肿瘤及任何与免疫系统损伤相关的疾病或药物。

50%的肺炎病例病原学培养阴性。重症肺炎通常是由多重耐药（multidrug resistant，MDR）病原体引起。Schreibe等回顾性分析了190例重症肺炎（ARDS发生率为37%），发现分离的病原体最常见为MRSA和铜绿假单胞菌。肺炎链球菌和对甲氧西林敏感的金黄色葡萄球菌是重症社区获得性肺炎（serious community acquired pneumonia，SCAP）中最常见的分离病原体。6种主要的MDR细菌已被鉴定为HAP/VAP的病原体，包括金黄色葡萄球菌、铜绿假单胞菌、克雷伯菌、大肠埃希菌、鲍曼不动杆菌及肠杆菌。Esperatti等在一项大型的ICU获得性肺炎前瞻性队列研究中观察到，非机械通气患者的病原体（主要是铜绿假单胞菌和金黄色葡萄球菌）与VAP患者相似，病死率相似（42% *vs.* 36%；$P=0.4$）。

分子技术的进步提高了微生物诊断的敏感度和准确性。针对常见病毒和细菌性病原体的商业测试试剂盒的使用让这些测试能够在大量患者和各种临床环境中进行。

四、重症肺炎的抗感染策略

抗生素治疗是重症肺炎治疗的支柱，须进行经验性治疗，因为在多数患者中未发现致病菌，延迟给予足够的抗生素与重症肺炎患者的病死率相关。在入ICU前给予足量的抗生素可以挽救危重患者的生命。同时须避免从急诊科延迟转入ICU，因其可导致并发症和病死率增加。尽管如此，最佳的治疗策略尚未统一。因为不能根据临床表现预测微生物病原菌，重症肺炎的初步治疗通常为经验性治疗。大多数国际指南推荐基于护理地点的经验性治疗，并对门诊、住院和ICU的患者提出建议。不同地区和不同医院的病原体分布不同，因而指南对抗感染治疗的指导也略有不同。但遵循经验性抗生素指南与提高生存率相关。据报道，根据指南经验性选择抗生素与ICU重症肺炎患者的生存改善和机械通气时间缩短有关。研究显示，年龄和最初的抗生素选择是预后不良的独立危险因素。在ICU对重症肺炎患者的初始抗生素选择与指南一致时，可能会降低约50%患者的不良结局率。一些观察性研究表明，联合治疗可以提高严重细菌性肺炎患者的生存率，因此，联合治疗与重症肺炎的较低病死率相关。在一项针对需要 ICU 治疗的成年重症肺炎患者的前瞻性观察研究中，联合治疗并不能提高整个队列的生存期，但即使在单药治疗，联合治疗仍能显著提高感染性休克患者 28 天生存率。在肺炎球菌性重症肺炎中，联合治疗可以降低病死率（特别是菌血症）。一项匹配的病例对照研究得出结论，在非肺炎球菌性重症肺炎中，联合治疗也可以提高 ICU 的存活率。美国、英国和欧洲的治疗方案都建议经验性地使用 β- 内酰胺（如阿莫西林克拉维酸酯、氨苄西林舒巴坦、头孢噻肟或头孢曲松）和大环内酯（如阿奇霉素或克拉霉素）抗生素。美国和欧洲的指南建议可以用氟喹诺酮类药物（如左氧氟沙星或莫西沙星）替代大环内酯类。

大环内酯在 CAP 中的作用一些系统综述得出了不同的结论。一般来说，低质量的观察性研究倾向于表明生存获益，而非危重患者和随机试验的研究则相反。荷兰的 1 项试验得出结论，β- 内酰胺单药治疗在 90 天病死率上并不逊于 β- 内酰胺联合大环内酯，但瑞士的 1 项试验结果与之相反。以上试验包括非 ICU 患者，大环内酯除了抗菌特性外，还具有免疫调节作用，这可能对病情较重和脓毒症患者有益。在一项对 8872 例重症肺炎患者的 25 项观察性研究的系统综述发现，与不使用大内环内酯治疗相比，使用大内环内酯联合治疗与低病死率相关，在 9 个国家的 27 个重症监护室进行的一项多中心前瞻性队列研究显示，ICU 重症肺炎患者使用大环内酯治疗的病死率低于使用氟喹诺酮类（*RR* 0.48；$P=0.03$）。两项系统综述和荟萃分析得出结论，与单一疗法相比，大环内酯联合疗法降低了 CAP 病死率。一项包括 137 574 例住院 CAP 患者的 23 项研究的系统综述发现，以大环内酯为基础的方案与非大环内酯相比，病死率显著降低 22%；然而，这一益处并没有延伸到接受 RCT 研究的患者或接受与指南一致的抗生素的患者。一项观察性研究发现，联合使用大环内酯而非氟喹诺酮治疗可提高 218 例经插管的重症肺炎患者的生存率。此外，一项回顾性队列研究表明，在重症肺炎和脓毒症患者中使用大环内酯可降低病死率，甚至在因大环内酯耐药的病原体引起者中也是如此。大环内酯除了具有抗感染的特性外，还是一种有效的免疫调节剂。此外，大环内酯在中性粒细胞和巨噬细胞中的浓度非常高，可以抑制中性粒细胞氧化暴发，抑制粒细胞巨噬细胞集落模拟因子，降低多种促炎细胞因子的产生，包括 IL-1、IL-6、IL-8 及 TNF-α。

嗜肺军团菌和革兰阴性杆菌已被确定为与 CAP 住院患者早期治疗失败相关的危险因素。氟喹诺酮类药物对嗜肺杆菌表现出较高的活性，甚至优于大环内酯类药物。左氧氟沙星或阿奇霉素被推荐为治疗该病原体的一线药物。最近，在一项倾向调整分析发现，左氧氟沙星治疗和阿奇霉素治疗效果无显著差异。与左氧氟沙星组相比，使用克拉霉素组的患者住院时间更长，但在病死率方面无统计学差异。还有一些研究探讨了军团菌肺炎患者联合治疗对疗效的影响。在对 43 例重症军团菌肺炎住院病例的回顾性分析发现，喹诺酮类药物联合治疗是最佳治疗方案。联合治疗与重症肺炎患者较高的生存率相关，推荐在治疗的前几天使用。

目前，还没有临床研究来比较重症肺炎患者联合治疗的不同持续时间。因此，联合治疗的最佳持续时间尚未确定，但在感染性休克重症肺炎中 3～5 天似乎已足够。在其他病因（除铜绿假单胞菌外），一旦确定致病病原体和易感性，定向治疗可使用单一药物。实施 ICU 抗菌药物管理方案可显著减少 ICU 抗菌药物的使用，避免不必要的长期联合治疗。

头孢洛林是具有杀菌活性的第五代头孢菌素，针对革兰阳性病原体，包括 MRSA 和耐药肺炎链球菌。革兰阴性菌的抗菌谱与头孢曲松相似。头孢洛林对肺炎链球菌青霉素结合蛋白（penicillin-binding protein，PBP 2x）具有高亲和力，PBP 2x 与肺炎链球菌 β- 内酰胺耐药有关。头孢洛林对肺炎链球菌的抑制作用比头孢曲松强 16 倍，且对头孢曲松不敏感（MIC≥2 μg/ml）菌株具有较强的抑制作用。MIC≤0.5 μg/ml 是美国临床和实验室标准协会（Clinical and Laboratory Standards Institute，CLSI）和美国食品药品监督管理局（Food and Drug Administration. FDA）确定头孢洛林的敏感临界点。

在严重疾病中，延迟治疗的预后不良，广谱抗生素疗法应立即覆盖所有可能的病原体，包括军团菌、金黄色葡萄球菌、革兰阴性肠杆菌及某些情况下的假单胞菌。

多耐药性日益受到关注，美国和欧洲的指南建议，当怀疑假单胞菌感染时，使用 β- 内酰胺类抗生素是因其具有抗假单胞菌作用（如哌拉西林 - 他唑巴坦、头孢吡肟、亚胺培南或美罗培南）。2005 年，IDSA/ATS 推荐广谱抗生素应用于社区患者，如果他们有耐药生物的风险因素，比如最近的一次住院、居住在养老院或延长保健设施、家庭输液治疗、慢性透析、伤口护理，或者一个家庭成员有 MDR 病原体，这种形式的肺炎被称为 HCAP。然而，一些研究表明，HCAP 标准对耐药生物的存在预测不足，基于这些标准使用广谱抗生素并不能改善结果。最近的一项系统综述从 4 项大型观察性研究得出结论，在患者到达医院后 4～8 h 使用抗生素治疗 CAP 可使病死率降低 5%～43%，即使是非 ICU 患者。许多研究者已经将早期使用适当的抗生素与脓毒症患者生存率的提高联系起来。Kumar 等报道，在感染性休克中，每延迟 1 h 使用抗生素，存活率就会降低 8%。一项系统回顾的 11 项研究报告提示，从识别脓毒症或脓毒症休克到使用抗生素的时间未发现相关关联。

选择适当的抗生素方案来治疗由多重耐药（MDR）/ 泛耐药（extensively drug resistant，XDR）/ 全耐药（pandrug resistant，PDR）菌株引起的感染对医师来说是一个挑战。事实上，还没有大型多中心试验评估临床实践中常用抗生素治疗多药耐药感染的真正有效性和安全性。在一项试验中，研究比较了多黏菌素与美罗培南联合治疗与单纯用多黏菌素的优越性。在耐碳青霉烯类病原体引起的感染中，联合治疗与单药治疗的患者在预后方面无差异，尤其是不动杆菌属，包括 BSI、VAP 和（或）HAP。然而，联合治疗比单药治疗的优越性在一些回顾性研究中得到证实。对于 HAP/VAP 发生率高的患者，尤其是败血症或感染性休克的患者，应立即开始经验性抗菌治疗，因为延迟和不充分的治疗会增加发病率和病死率。β- 内酰胺类抗生素单独或作为联合方案的一部分是经验抗生素方案的支柱，但文献中报道了不同的抗生素组合，包括氨基乙醛酸、多黏菌素、替加环素或三甲氧苄啶 - 磺胺甲唑（trimethoprim-sulfamethoxazole，TMP/SMX）。事实上，经验方案中使用的抗菌药物应根据当地流行病学和敏感性进行选择。目前的方法是 2 种或 2 种以上抗生素的联合治疗，在生存率方面，特别是 CRE 感染，联合治疗比单一方案具有显著优势。头孢他啶 - 阿维巴坦应被认为是经验性治疗可疑 HAP/VAP 的首选方案之一，因为 MDR 病原体主要集中在 CRE，可与磷霉素或庆大霉素联合使用。最近来自 Tumbarello 等的数据证实了头孢他啶 - 阿维巴坦是治疗严重 CRE 感染的一种有效的药物。美罗培南 / 伐博巴坦和亚胺培南 / 雷巴坦应被视为未来治疗 CRE 感染的有效选择药物。来自 MERINO 试验的最新数据显示，与哌拉西林 / 他唑巴坦相比，美罗培南单药治疗肺炎克雷伯菌和大肠埃希菌所致 BSI 具有优越性。这些数据证实了美罗培南在治疗严重 ESBL 感染方面的优越性。然而，考虑到碳青霉烯类药物的保留策略，头孢噻嗪他唑巴坦可能被认为是治疗严重 ESBL 感染的有效替代选择。Durante Mangoni 等指出，在多药耐药鲍曼感染患者中，联合利福平并不能降低患者 30 天的病死率，但是，联合用药的微生物清除率更高。其他体外研究表明，多黏菌素和碳青霉烯类化合物具有高度的协同作用。在碳青霉烯类抗生素与黏菌素或多黏菌素与利福平联合应用似乎是治疗多药耐药鲍曼菌感染的首选方案。由铜绿假单胞菌引起的 ICU 获得性肺炎，最初的治疗应基于 2 种不同类别的抗假单胞菌抗生素的联合治疗，尤其是患者住院时，超过 20% 的革兰阴性菌对单一治疗的主要药物之一（如巴塔拉西坦）产生耐药性。头孢妥洛坦 / 他唑巴坦已被证明对大多数 MDR 铜绿假单胞菌株具有较强的体外活性。氨基糖苷类抗生素因低的肺穿透力，不作为单一疗法使用。ICU 患者 MRSA 的经验覆盖一直是争论的焦点。万古霉素被认为是 MRSA 肺炎的首选治疗方法，然而，一些研究提示该药物治疗的失败率和病死率均很高。肺感染已被确定为万古霉素治疗 MRSA 菌血症治疗失败的独立预测因子，因此，万古霉素对肺组织的渗透性差。利奈唑胺在治疗 MRSA-VAP 患者时表现出比万古霉素更好的药理学特征和更好的肺渗透性，临床治愈明显优于万古霉素。在某些病例中，由于 MDR 耐药菌株的感染，抗生素雾化治疗被认为是静脉治疗的辅助手段。一些学者分析了抗生素雾化作为 HAP/VAP 初始经验治疗的影响。雾化局部给药的益处包括增加感染部位的抗菌药物浓度和降低全身吸收，从而减少不良反应和感染。IDSA 的相关指南建议使用雾化抗菌剂和全身抗生素，而不是单独使用全身抗生素，特别是由 CRE 引起的肺部感染。可用的雾化制剂包括庆大霉素、阿米卡星、妥布霉素、氨曲南及多黏菌素。

对病情危重的重症肺炎患者最佳治疗方案是对最终微生物学和临床结果的变量的评估。首选肺部分布良好的抗菌剂（如利奈唑胺），或者添加其他替代的给药策略（雾化抗生素）；必须仔细考虑抗菌药物的 MIC，抗生素的杀菌性可通过其药效学 / 药动学特性（时间依赖 / 浓度依赖）来优化。此外，严重感染期间发生的病理生理变化（心排血量增加，毛细血管渗漏 / 蛋白质结合改变）根据其亲水性或亲油性性质改变药物清除和分布体积。鉴于其肺穿透率低，需要更高剂量如氨基糖苷（阿米卡星 25 mg/kg），以便在危重患者，特别是重症肺炎患者中达到有效的峰值浓度。

重症病毒性肺炎大多是支持性的治疗，很少有抗病毒药物用于严重感染时。更昔洛韦和缬更昔洛韦可治疗巨细胞病毒（cytomegalovirus，CMV），而膦甲酸钠通常是二线治疗。利巴韦林是 1972 年合成的核苷抑制剂，是一种鸟苷类似物，可干扰病毒

RNA 代谢，阻止病毒复制，是治疗呼吸道合胞病毒（respiratory syncy-tial virus，RSV）肺炎的首选药物。

五、临床病例分析

【病例简介】

不同病因、病原菌及不同场合所导致的肺部炎症，均可恶化加重为重症肺炎，引起器官功能障碍甚至危及生命。重症肺炎的病死率较高。《中国成人社区获得性肺炎诊断和治疗指南》指出重症肺炎的抗菌药物的选择应根据患者病史、临床症状及当地流行病学，尽早开始全覆盖抗感染治疗。本例患者是典型的重症 CAP。病原学检查提示肺炎克雷伯菌。病程中出现感染性休克。根据患者治疗过程中症状和体征变化，可为临床重症肺炎的治疗提供一定指导。

【病例资料】

患者，男性，78 岁。因“外伤致左胸痛、气喘 1 周”于 2018 年 11 月 2 日入院。

【现病史】

患者于 2018 年 10 月 27 日不慎在家中从楼梯跌倒，导致左胸疼痛，遂至某医院住院治疗，检查发现左侧第 3 ~ 9 肋骨多发骨折，给予半卧位，胸部固定，消肿镇痛、活血化瘀、预防感染、化痰排痰等治疗，因镇痛效果差，痰液排出不利，出现进行性加重气促表现，家属要求转至我院进一步治疗。急诊血液检查结果：WBC 14.89×10^9/L，CRP＞200 mg/L，PCT＞100 ng/ml，肌酐 364 μmol/L。胸部 CT 结果示，双肺炎症，左肺为甚。考虑患者病情危重，为进一步诊治，收入我科。发病来，胃纳一般，睡眠欠佳，体质量无减轻。

【既往史】

既往有冠心病、脂肪肝病史，具体不详。

【体格检查】

体温 37.6℃，脉搏 115 次 / 分，呼吸频率 30 次 / 分，血压 138/81 mmHg。意识清楚，精神可，咽部无充血，皮肤结膜无黄染，锁骨上淋巴结未触及，双肺呼吸音低，未闻及干、湿啰音。心律齐，HR 115 次 / 分，未闻及杂音；腹软，肝脾肋下未及，双下肢无水肿，四肢（－）。

【辅助检查】

2018 年 10 月 27 日胸部 CT（某区中医院）：左侧第 3～9 肋骨多发骨折。11 月 2 日（本院急诊），血常规检查结果：WBC 14.89×10^9/L，Hb 138 g/L，CRP＞200 mg/L，PCT＞100 ng/ml，DD 1.21 μg/ml，BNP 252 pg/ml，CK-MB 17.1 ng/ml，MYO 507 ng/ml，肌钙蛋白 0.14 ng/ml；血清乳酸 2.25 mmol/L，总胆红素 54.8 μmol/L，直接胆红素 14.6 μmol/L，尿素 38 mmol/L，肌酐 364 μmol/L，尿酸 651 μmol；钾 4.58 mmol/L。血气分析结果：pH 7.26，PO_2 9.03 kPa，$PaCO_2$ 4.11 kPa，实际碳酸氢钠 13.4 mmol/L。胸部 CT 检查结果：双肺炎症，左肺为甚。

【诊疗过程】

患者入院呼吸急促，低氧血症，各项感染指标高，影像学提示多肺叶浸润，病情较重，考虑社区获得性重症肺炎，但暂无明确的病原学标本，予以美罗培南联合莫西沙星抗感染治疗，同时留取痰标本送检。暂给予高流量吸氧；给予碳酸氢钠纠酸，特布他林、氨溴索、普米克令舒化痰舒张支气管，补液扩容，维持脏器灌注。入院当晚患者血压下降至 85/45 mmHg，呼吸急促，HR 偏快，血气分析提示严重低氧血症，查体可见腹胀明显，监测腹内压上升至 15 cmH_2O，给予气管插管呼吸机辅助通气，留置深静脉导管，予以平衡液快速扩容，使用血管活性药物 NE 维持血压，考虑患者出现感染性休克。此时患者病情加重，需调整抗生素方案，继续给予莫西沙星覆盖非典型病原体，加用美罗培南、利奈唑胺广谱覆盖革兰阴性阳性菌，以及伏立康唑抗真菌，乌司他丁、血必净减轻炎症反应。并给予脉搏指示连续心排血量（pulse-indicated continuous cardiac output，PiCCO）导管监测血流动力学。行床旁超声提示右心室高负荷，“D”字征，测肺动脉压力 50 mmHg，右心室及右心房扩张，结合患者高龄，骨折后卧床状态，不能排除肺栓塞，但考虑当时患者呼吸机参数极高，且循环不稳定，外出行 CT 血管成像（computed tomography angiograbhy，CTA）检查风险极大，故暂未外出行 CTA 检查，予以肝素抗凝治疗，检测患者凝血功能。患者休克后，肌酐进行性上升，出现 AKI，予以 CRRT 治疗。11 月 5 日患者再次出现气促，双肺闻及湿啰音，考虑 ARDS 加重，加用甲泼尼龙；患者痰量多，且痰液浑浊，不排除曲霉菌感染可能，予以纤维支气管镜检查并留取痰培养，予以两性霉素 B 雾化，停用伏立康唑，并加用卡泊芬净，床旁超声评估心脏功能，排除心力衰竭。11 月 5 日患者痰培养结果示全敏感的肺炎克雷伯菌，考虑其致病力强，且患者持续 CRRT 治疗中，清除药物较多，故调整美罗培南剂量。考虑患者多发肋骨骨折，且无自主咳痰能力，短期内无法脱机拔管，故予以气管切开。经过治疗，患者呼吸机参数逐步降低，肾功能逐步好转，入院 10 天后开始脱机锻炼。11 月 13 日患者痰培养仍提示敏感肺克，但患者感染指标下降，肺部影像学检查结果改善。故停用美罗培南，根据药敏更换抗生素为莫西沙星，加用阿米卡星雾化。2 周后患者意识清楚，气切封管，顺利出院。

【分析与讨论】

根据成人 CAP 重症的诊断指标，主要标准即需要气管插管行机械通气治疗 / 脓毒症休克经积极液体复苏后仍需要血管活性药物治疗。次要标准：①呼吸频率≥30 次 / 分。②氧合指数≤250 mmHg。③多肺叶浸润。④意识障碍和（或）定向障碍。⑤血尿素氮≥7.14 mmol/L。⑥收缩压＜90 mmHg 需要积极液体复苏。满足 1 项主要标准或≥3 项次要标准者可诊断。该患者符合 CAP 重症的诊断。肺炎的治疗原则首先是抗感染治疗。重症肺炎抗菌药物使用原则即迅速给予恰当的经验性初始抗菌药物治疗，并在抗菌药物使用前留取病原学检测标本。根据临床及当地的流行病学基础，抗菌药物应尽可能覆盖致病菌。重症肺炎在致病菌未明确前，推荐广谱抗菌药物。《中国成人社区获得性肺炎诊断和治疗指南》指出，重症肺炎患者中，肺炎链球菌仍是最常见的病原体，老年人或有基础疾病患者肺炎克雷伯菌等肠杆菌科也比较常见。重症肺炎时容易出现全身器官功能障碍，需要结合表观分布容积、蛋白结合率、药物清除率及药动学 / 药效学（PK/PD）参数优化抗菌治疗，特别是患者在进行血液透析时，应当充分考虑抗菌药物清除率。相关荟萃分析显示，糖皮质激素能降低合并感染性休克的重症肺炎患者的病死率，因此，建议当合并感染性休克的重症肺炎患者可短程使用小剂量激素。重症肺炎患者的支持治疗也是同样重要，早期肠内营养可维持肠道黏膜完整性，防止细菌移位。根据患者的血气分析结果调整患者呼吸机参数，给卧床患者定时翻身叩背，促进痰液引流。

【总结】

1. 重症肺炎患者需尽早开始经验性抗感染治疗，抗菌药物的选择应遵循患者既往病史及当地流行病学史，全覆盖可能病原菌。

2. 根据患者致病菌药敏试验结果，及时调整抗生素方案，避免滥用抗生素。

3. 不可忽视重症肺炎患者全身器官功能的维持。

参 考 文 献

[1] Wongsurakiat P, Chitwarakorn N. Severe community-acquired pneumonia in general medical wards: outcomes and impact of initial antibiotic selection. BMC Pulm Med, 2019, 19(1): 179.

[2] Phua J, Dean NC, Guo Q, et al. Severe community-acquired pneumonia: timely management measures in the first 24 hours. Crit Care, 2016, 20(1): 237.

[3] Mizgerd JP. Pathogenesis of severe pneumonia: advances and knowledge gaps. Curr Opin Pulm Med, 2017, 23(3): 193-197.

[4] Aston SJ. Pneumonia in the developing world: Characteristic features and approach to management. Respirology, 2017, 22(7): 1276-1287.

[5] Garnacho-Montero J, Barrero-García I, Gómez-Prieto MG, et al. Severe community-acquired pneumonia: current management and future therapeutic alternatives. Expert Rev Anti Infect Ther, 2018, 16(9): 667-677.

[6] Bassetti M, Righi E, Vena A, et al. Risk stratification and treatment of ICU-acquired pneumonia caused by multidrug- resistant/extensively drug-resistant/pandrug-resistant bacteria. Curr Opin Crit Care, 2018, 24(5): 385-393.

第六章　重症肝脓肿

一、重症肝脓肿的定义

肝脓肿是指肝内充满脓液的肿块，一般由肝脏损伤或腹腔感染经门脉循环播散而引起。引起脓毒症从而危及生命的肝脓肿即为重症肝脓肿。大多数肝脓肿为化脓性感染或变形虫性感染，但也有少数是由寄生虫和真菌等引起的感染。大多数阿米巴感染是由溶组织内阿米巴引起。引起化脓性肝脓肿的病原微生物通常有多种，如大肠埃希菌、克雷伯菌、链球菌、葡萄球菌和厌氧菌等。肝脓肿形成的常见模式是腹腔内经肠道自门静脉回流进入肝脏。也有许多病例是胆道感染直接播散导致的肝脓肿。虽然肝脓肿的发病率较低，但对其有所了解非常重要，因为未经治疗的患者常有很高的病死率。

肝脓肿有很多种分类方法，如根据脓肿在肝脏中的位置而进行分类。50% 的孤立性肝脓肿发生在肝右叶（肝右叶血供更为丰富），较少发生在肝左叶或尾状叶。另一种则是根据感染的来源分类。如果肝脓肿的病因是感染，则大部分肝脓肿可划分为细菌感染源性（包括阿米巴）和寄生虫感染源性（包括肝棘球蚴病）两类。

二、肝脓肿的流行病学

肝脓肿每年的发病率约为 2.3/100 000。男性比女性更容易被感染。绝大部分肝脓肿是感染性的。Abbas 等指出，在中东，因肝脓肿入院的 67 例患者中，56 例是感染性肝脓肿，其中大多数是肺炎克雷伯菌感染。患者中 61 例为男性。感染性肝脓肿约占内脏脓肿的 50%，占腹腔脓肿的 13%。

三、重症肝脓肿的病原学特点和高危因素

阑尾炎曾是导致肝脓肿的主要原因，但自从诊断技术和治疗方法不断进步，肝脓肿的发病率已经下降到＜10%。目前，胆道疾病（胆道结石、狭窄、恶性肿瘤及先天性异常）是引起感染性肝脓肿的主要原因。

50% 的细菌性肝脓肿病例是由胆管炎引起。其他病因包括肝动脉菌血症、门静脉菌血症、憩室炎、胆囊炎或穿透性创伤。有些感染具有隐性感染。最常见的微生物包括大肠埃希菌、克雷伯菌、链球菌、葡萄球菌及厌氧菌，但致病菌通常不是单一的一种细菌，而是由多种微生物的引起的混合感染。如果通过病原学培养，仅培养出了链球菌或葡萄球菌，则应重点寻找另一个可以通过血液传播到肝脏的感染源（如 IE）。

肺炎克雷伯菌是一类重要的致病菌。细菌学培养提示肺炎克雷伯菌为唯一致病菌，患者通常无肝胆系统基础疾病。如患者既往有糖尿病史，则肺炎克雷伯菌肝脓肿对患者造成的后果则更为严重，可能是由于在该类患者体内，肺炎克雷伯菌的毒力增强所致。

假如细菌学培养结果提示为厌氧菌感染，则最常见的致病微生物为阿米巴。阿米巴首先侵入结肠，引起阿米巴结肠炎，然后经血源播散进入门脉系统，继而进入肝脏，引起阿米巴肝脓肿。

寄生虫也可引起肝脓肿。一种罕见但却危险的寄生虫为细粒棘球绦虫，它会导致肝脏棘球蚴病。棘球绦虫属于绦虫科。患者的典型症状包括腹痛、腹泻和肝大。一般患者常有犬类接触史，患者常无明显不适，一段时间后才出现症状，通常被偶然发现时已是疾病的晚期。

某些危险因素促进肝脓肿的进展，如糖尿病、肝硬化、男性、老年人、免疫功能低下状态及使用质子泵抑制剂等。年龄是脓肿形成的一个高危因素。年龄 40～60 岁更容易形成非创伤性的肝脓肿。

四、重症肝脓肿的抗感染策略

（一）病理生理学

人类的胃肠道由内胚层、中胚层和外胚层三层分化而成。内胚层形成管的内衬，后内脏血管融合形成背侧肠系膜，前内脏血管融合形成腹侧肠系膜。肝脏发育于横膈，被腹侧肠系膜包围，附着在前腹壁上。由于肝脏的血液循环来自体循环和门静脉循环，接受 2 套不同来源的血供，因此，更容易因 BSI 而引起肝脓肿。靠近胆囊，是肝脏形成肝脓肿的另一个解剖学危险因素。同时，由于肝脏库普弗细胞保护肝实质，感染或脓肿的形成可能不会像预期的那样频繁或迅速。感染性肝脓肿通常的病理生理学表现为肠内容物渗漏和腹膜炎。

（二）组织病理学

肝脓肿不是一种常见疾病，可能是由于细菌栓子进入门静脉而引起。菌栓可引起几个小脓肿，继而合并成一个大脓肿。心内膜炎或肾盂肾炎可引起血行播散。虽然这些在成人中更常见，但在儿童中，慢性肉芽肿病和白血病是肝脓肿形成的原因。创伤（穿透性或非穿透性）可在成人或儿童中引起细菌性脓肿。穿透创伤可直接引入细菌，而非穿透性的创伤可引起出血、坏死、胆漏，最终导致脓肿形成。脓肿也可由寄生虫、恶性肿瘤、异物或肝移植并发症引起。

（三）病史与体格检查

在诊断前，应获得完整的病史并进行详细的体格检查。除了收集患者的个人史、职业、旅行史、籍贯、最近感染或治疗情况，还应进行体格检查。患者可能会有以下症状，如发热、寒战、盗汗、乏力、恶心或呕吐、右肩疼痛（由于膈神经刺激）、右上腹疼痛、咳嗽、呼吸困难、厌食或近期不明原因的体重减轻。90% 的患者有发热，50%～75% 的患者有腹痛。患者的尿色常变深，和其他类型的肝炎相类似。体格检查可发现患者肝大，肝肿块和黄疸。虽然，Charcot 三联征（右上腹疼痛、黄疸和发热）是胆管炎的征象，但医师也需要考虑到肝脓肿，以作为鉴别诊断。小部分肝脓肿患者临床表现危重，甚至出现明显休克症状（感染性休克或肝棘球蚴病时包囊破裂导致的过敏性休克）。克雷伯菌导致的肝脓肿病例除了上述症状外，菌栓还可以进入眼睛、脑膜和大脑，导致上述器官系统症状，这些症状在肝脓肿被引流后可持续存在。棘球绦虫感染的儿童最初可能无症状，若干年后，一些患者会因感染重新激活才出现临床症状。临床表现取决于囊肿的类型、大小和位置。非重要器官的小囊肿可能不会被发现，但在关键部位的大囊肿可出现受压或破裂的症状。通常，囊肿的进展速度是每年 1～5 cm。2/3 的棘球绦虫感染病例会感染肝脏。压迫症状通常在脓肿直径 10 cm 时开始出现，包括胆绞痛、胆管炎、梗阻性黄疸、门静脉阻塞、Budd-Chiari 综合征、支气管瘘。若包囊破裂可出现明显的腹膜炎或过敏反应表现。

（四）辅助检查

询问病史和进行体格检查之后，下一步应进行辅助检查以获得诊断证据及确定病因，确认或排除肝脓肿。实验室检查包括血常规检查，肝细胞损伤测试（肝酶升高至正常上限的 1.5 倍以上），肝脏合成功能测试（前白蛋白和 INR），碱性磷酸酶（升高约正常上限的 1.9 倍以上），CRP，红细胞沉降率及血培养等。如果怀疑是阿米巴脓肿（如来自东南亚、非洲等的居民，或者近期有相关地区的旅居史），应进行粪便检查或溶组织内阿米巴血清学检查。棘球蚴病需要进行棘球绦虫血清学检查。酶联免疫吸附测定（enzyme-linked immuno sorbent assay，ELISA）检测棘球绦虫具有相当好的敏感度和特异度。在用 ELISA 进行初步筛查后，需要用免疫电泳和免疫印迹法进行验证性试验。血清学检查结果阳性与否，取决于囊肿的大小和位置。囊肿位于肝或骨骼中时，血清学结果呈阳性。而当囊肿位于肺、脑、眼、脾或囊肿被钙化包裹时，血清学结果常为阴性。钙化或机化通常提示病灶内的棘球绦虫已经死亡。

也可考虑放射学检查，应注意避免患者不必要的辐射和放射暴露。胸部 X 线片如提示右侧膈肌抬高或肝脏上方存在积液，则需考虑可能存在肝脓肿。最优先选择的检查是腹部超声（ultrasonography，US），可显示高回声或低回声病变，偶见碎片或分隔。也可选择增强 CT 检查，虽然有放射暴露，一般不作为首选，但增强 CT 却更为敏感。肝脓肿的不典型征象有边缘强化和水肿带形成，该征象常特异性的提示存在感染。在超声或 CT 检查的同时，进行引导下的细针穿刺，寻找致病微生物，以明确小囊肿的诊断和治疗。锝扫描敏感度为 80%（低于 CT），镓扫描的敏感度为 50%～80%，铟扫描的敏感度为 90%。在美国，如囊壁内折叠（包虫膜与囊壁分离），更可能发生棘球蚴病。应直接抽吸并送检标本进行染色和培养。因送检导管及引流袋内的引流液，可能会受到皮肤菌群的污染，干扰培养结果。应对需氧菌和厌氧菌分别进行染色和培养，当肝内有囊性或实性区域，细针穿刺抽吸送检的培养结果为阳性时可确诊。获得检查结果后应及时治疗，如不及时治疗，易引起并发症。

（五）治疗策略

脓肿引流和抗生素治疗，是治疗的基石。

1. 脓肿引流　引流可在超声或 CT 引导下进行。直径＜5 cm 的脓肿，可用细针抽吸（可重复进行）脓液。如脓肿直径＞5 cm，需要经皮穿刺置管引流。也可通过腹腔镜手术切开引流。腹膜炎、厚壁脓肿、脓肿破裂、多发的大脓肿及引流治疗失败的脓肿都应进行手术清除脓肿。可经腹膜入路或经后胸膜入路进行手术。前者引流脓肿，同时探查未发现的病灶，而后者更适合治疗背侧部的脓肿。确定合适的治疗方案取决于脓肿的大小、位置及病程。如果之前已行胆道手术，可采用内镜逆行胰胆管造影（endoscopic retrograde cholangiopancreatography，ERCP）引流术。未被引流的肝脓肿可引起脓毒症、腹膜炎和脓胸。

2. 抗生素治疗　当不确定病原微生物时，应给予经验性抗生素治疗。抗生素应覆盖肠杆菌科、厌氧菌、链球菌、肠球菌及溶组织内阿米巴。抗生素方案选择可包括头孢菌素＋甲硝唑，酶抑制剂复合剂＋甲硝唑，合成青霉素＋氨基糖苷类＋甲硝唑。若患者过敏或以上治疗方案不可用时，氟喹诺酮类或碳青霉烯类可以代替头孢菌素类或青霉素类。甲硝唑可覆盖溶组织内阿米巴。治疗疗程通常为 2～6 周。在静脉注射的初始治疗后，大多数情况下，可全疗程口服药物完成后续治疗。培养结果有助于缩小微生物范围，此时，不再需要经验性治疗，以免产生耐药性。厌氧菌很难培养，所以有时需要整个治疗都进行经验性抗厌氧菌的治疗。病情稳定的患者，可以在穿刺引流后再给予抗生素，以增加培养阳性率，进行针对性的抗生素治疗。经验性抗真菌治疗对慢性播散性真菌感染风险的免疫抑制患者来说至关重要。有时患者病情严重而无法引流，仅能使用抗生素治疗。

如果病原体是棘球绦虫，治疗方法应包括苯并咪唑类，如阿苯达唑。这种疗法可能会持续数年。虽然大多数病例可用抗寄生虫药物治疗，但复杂病例的治疗须谨慎。对于复杂病例引流是必要的。但外科医师引流棘球蚴病囊肿前须谨慎，因包虫囊泡破裂会导致患者迅速出现休克症状。在 Abbas 的一项研究中，感染性肝脓肿患者的平均住院时间为 13.6 天。抗生素治疗时间约为 34.7 天。阿米巴肝脓肿患者的平均住院时间约为 7.7 天，平均治疗时间为 11.8 天。

（六）鉴别诊断

肝脓肿表现为右上腹疼痛、发热和肝大。因此，需要和病毒性肝炎、胆囊炎、胆管炎、右下叶肺炎、阑尾炎、坏死性肝炎等进行鉴别。其他引起肝炎的原因，如自身免疫病、药物诱导和对乙酰氨基酚中毒，通常不会引起疼痛，但可能会被误诊，需仔细鉴别。

（七）预后

随着引流技术的更新，根据药敏试验结果选用最合适的抗生素，肝脓肿现在有了更好的预后。住院病死率为 2.5%～19%。老年，ICU 住院、休克、癌症、真菌感染、肝硬化、慢性肾衰竭、急性呼吸衰竭、严重疾病及胆道来源性肝脓肿的病死率较高。在有胆道基础疾病的患者中，常见肝脓肿复发。棘球蚴所致的肝囊肿预后良好。57% 的患者会有较为固定大小的囊肿，即使囊肿生长，通常也不会引起症状。约 15% 的患者需要手术治疗，而且通常是在确诊后数年。76% 非手术治疗的患者会在数年内保持无症状。

（八）并发症

肝脓肿存在破裂的风险，如不治疗进而引起腹膜炎和休克。有时，病灶会被包裹，继之出现右上腹的慢性疼痛和不适，偶尔还会出现夜间发热。引流后也可能出现并发症，包括肝或肾衰竭、腹腔内损伤、感染或复发性肝脓肿。其他并发症包括膈下脓肿、邻近器官瘘（如胸膜瘘和下肺瘘）、急性胰腺炎、腹腔或肝静脉血栓形成、肝假性动脉瘤。继发感染灶并发症包括眼内炎或中枢神经系统感染性栓塞。治疗后的随访非常重要，以预防和识别这些并发症。及时治疗腹腔内感染是预防肝脓肿的最佳措施。引流后进行 4～6 周的抗生素治疗几乎可以预防所有的并发症。抗生素药物栓塞术或内镜逆行胆管造影下给予抗生素，均有助于预防脓肿的复发。与许多其他疾病一样，影像学结果恢复正常比实验室检查结果恢复正常需要的时间更长。

（九）术后康复及护理

术后预防包括继续使用抗生素，检查血常规、肾功能、胆红素和转氨酶。

（十）患者宣教

避免接触动物的唾液或粪便可预防棘球蚴病及一些由棘球绦虫引起的病。大多数病例并不会危及生命，但有些病例会因并发症而导致较高的病死率。

五、临床病例分析

【病例简介】

临床上肝脓肿较为少见，必须首先区分 2 种最常见的肝脓肿病原学，细菌感染或阿米巴感染，并进行针对性的针对病原学的治疗。首先需要进行充分的外科引流，以及抗生素及抗真菌药物治疗。脓肿的大小和位置决定了治疗方案的选择。如今，经皮穿刺引流术和抗生素的联合治疗方案，可治疗大多数的肝脓肿。

【病例资料】

患者为 82 岁老年男性，主诉“腹痛、发热伴寒战 2 周”。

【现病史】

患者入院 2 周前无明显诱因下出现上腹部疼痛，发热伴寒战，最高体温为 40℃，就诊当地医院，行胃镜检查，考虑十二指肠溃疡，予以抑酸保胃，TPN 营养支持等治疗。治疗后患者病情未见明显好转，上腹部仍持续疼痛、发热，于当地医院行腹部 CT 检查结果示肝脓肿，故转至我院行进一步治疗。

【既往史】

心房颤动、脑梗死、高血压、高脂血症、十二指肠溃疡。

【体格检查】

体温 38.8℃，HR 138 次 / 分，上腹部压痛。

【辅助检查】

实验室检查：WBC 15.7×10^9/L，ALT 93 U/L，AST 135 U/L，碱性磷酸酶 184 U/L。

腹部 CT 提示肝脏存在多个腔的肝囊性病变（图 6-1）。分离物在标准细菌培养基上生长良好，菌落形态呈黏液样（图 6-2，在马康基琼脂平板上的生长）。当菌落被接种环接触并且拉起时，可见一根长约 5 mm 的黏性绳子（图 6-3）。

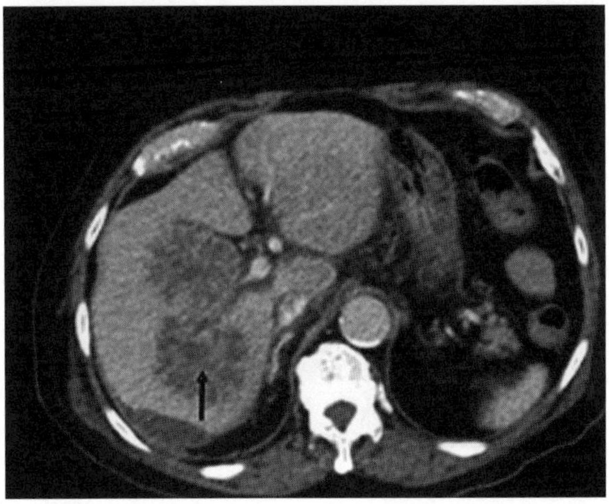

图 6-1　腹部 CT 提示多房性肝脓肿（箭头所示）

【诊疗过程】

患者入院后，经验性予以哌拉西林他唑巴坦抗感染。在抗生素治疗开始之前，留取血培养，在超声引导下对肝病变部位进行穿刺抽吸。从血培养和抽吸物培养中均发现了革兰阴性杆菌。最终培养结果提示患者为肺炎克雷伯菌引起的肝脓肿。患者最初接受哌拉西林他唑巴坦治疗后改为美罗培南治疗。几周后症状有所改善，随后序贯为口服的 SMZ。治疗约 12 周后，随访影像学结果示患者的肝脓肿完全消散。

【分析与讨论】

感染性肝脓肿可以是多种微生物引起的感染，也可以是单一微生物感染。最常见的细菌病原体包括大肠埃希菌、克雷伯菌属、链球菌及厌氧菌等。本病例最终鉴定出病原体为肺炎克雷伯菌。

肺炎克雷伯菌是一种革兰阴性杆菌，属于肠杆菌科。通常被认为是院内感染的代表性菌种。肺炎克雷伯菌感染后的菌血症伴感染性肝脓肿，常伴有转移性并发症，包括眼内炎和脑膜炎。本例肝脓肿是典型的单微生物感染性脓肿，发生在没有胆道

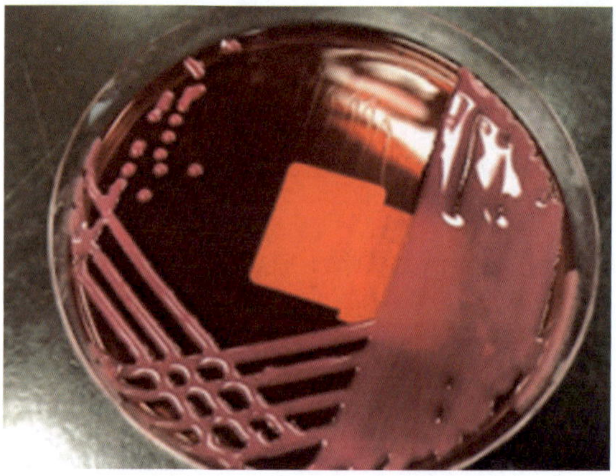

图 6-2 生长在筛选革兰阴性菌培养板上的肺炎克雷伯菌菌落

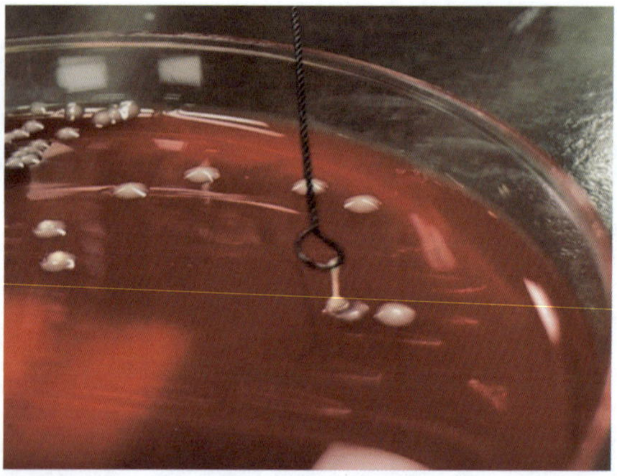

图 6-3 细菌拉丝试验阳性

感染的情况下。在 CT 检查中，由肺炎克雷伯菌引起的肝脓肿通常具有以下特征：单个脓肿，单肝脏叶受累，多房性，实性外观，与血栓性静脉炎相关，没有基础胆道疾病。还可引起多种不同部位的感染，如坏死性筋膜炎、腰肌脓肿及颈部深层组织感染及肺炎。在亚洲地区，肺炎克雷伯菌是肝脓肿的常见病因。糖尿病也是致病危险因素之一。

肝脓肿的治疗需要一个较长的疗程，至少 4～6 周，对于直径>5 cm 的脓肿，需同时进行抗菌治疗和引流。抗菌药物的选择应基于病原体的药敏试验结果。在最近的一项开放标签随机临床试验证实，口服抗生素治疗肺炎克雷伯菌引起的肝脓肿疗效方面不亚于静脉给药。有病例报道称肺炎克雷伯菌肝脓肿治疗后可再次复发或感染，故临床医师应认识复发的可能性。本病例的患者无任何转移性感染的临床证据。

【总结】

肺炎克雷伯菌是引起化脓性肝脓肿的一个重要原因。诊断线索包括社区获得性感染，无胆道系统的基础疾病，培养结果提示单一微生物感染，同时可能合并了远隔脏器的转移性感染。

参考文献

[1] Sánchez Thevenet P, Alvarez HM, Torrecillas C, et al. Dispersion of Echinococcus granulosus eggs from infected dogs under natural conditions in Patagonia, Argentina. J Helminthol, 2019, 94: e29.

[2] Ahn SJ, Kim JH, Lee SM, et al. CT reconstruction algorithms affect histogram and texture analysis: evidence for liver parenchyma, focal solid liver lesions, and renal cysts. Eur Radiol, 2019, 29(8): 4008-4015.

[3] Rassam F, Cieslak KP, Beuers UHW, et al. Stress test of liver function using technetium-99m-mebrofenin hepatobiliary scintigraphy. Nucl Med Commun, 2019, 40(4): 388-392.

[4] van der Velden S, Dietze MMA, Viergever MA, et al. Fast technetium-99m liver SPECT for evaluation of the pretreatment procedure for radioembolization dosimetry. Med Phys, 2019, 46(1): 345-355.

[5] Chen YH, Li YH, Lin YJ, et al. Prognostic factors and visual outcomes of pyogenic liver abscess-related endogenous klebsiella pneumoniae endophthalmitis: A 20-year retrospective review. Sci Rep, 2019, 9(1): 1071.

[6] You MS, Lee SH, Kang J, et al. Natural course and risk of cholangiocarcinoma in patients with recurrent pyogenic cholangitis: A retrospective cohort study. Gut Liver, 2019, 13(3): 373-379.

[7] Gawda N, Joekel DE. Postpartal clinically apparent alveolar echinococcosis in a female dog. Tierarztl Prax Ausg K Kleintiere Heimtiere, 2018, 46(6): 403-409.

[8] Roediger R, Lisker-Melman M. Pyogenic and amebic infections of the liver. Gastroenterol Clin North Am, 2020, 49(2): 361-377.

[9] Lee JH, Jang YR, Ahn SJ, et al. A retrospective study of pyogenic liver abscess caused primarily by Klebsiella pneumoniae vs. non-Klebsiella pneumoniae: CT and clinical differentiation. Abdom Radiol (NY), 2020, 45(9): 2669-2679.

[10] Russo TA, Olson R, Fang CT, et al. Identification of biomarkers for differentiation of hypervirulent Klebsiella pneumoniae from classical K. pneumoniae. J Clin Microbiol, 2018,56(9): 776-788.

[11] Molton JS, Chan M, Kalimuddin S, et al. Oral vs intravenous antibiotics for patients with Klebsiella pneumoniae liver abscess: a randomized, controlled noninferiority study. Clin Infect Dis, 2020, 14,71(4):952-959.

第七章　重症肾脓肿

一、重症肾脓肿的定义

肾脓肿是指身体某一部位化脓性感染灶或细菌经血运到达肾皮质引起局部或全部肾组织的感染，肾实质广泛破坏形成一个集聚脓液的真腔。重症肾脓肿则是指肾脓肿合并出现严重的全身感染症状，如脓毒血症、感染性休克、多器官功能衰竭等严重并发症。

二、重症肾脓肿的流行病学

重症肾脓肿发病率较低，为（1～10）/10 000，约占肾脏疾病的 2%，但其病死率并不低，有报道称成人病死率约为 8.3%。肾脓肿的临床表现分为急性肾脓肿和慢性肾脓肿。急性肾脓肿发作时通常症状重，可出现全身性症状，如畏寒、高热、腰部疼痛、肿块等。慢性肾脓肿病程较长，患者可有消瘦、贫血、反复 UTI 等症状，其首发症状多样化，可有腰痛、腹泻、发热等，也可能是由于脓肿位置引发附近器官或组织出现相应症状。

三、重症肾脓肿的病原学特点和高危因素

随着广谱抗生素的应用，肾源性途径成为重症肾脓肿的主要感染途径，约 75% 由尿路逆行感染引起，除此之外最常见的为血行播散，还有部分经腹膜后淋巴系统侵入，以及部分来自肾邻近组织的感染局部蔓延导致的肾脓肿。其致病菌主要为革兰性阴性杆菌，以大肠埃希菌、变形杆菌等最常见，肺炎克雷伯菌、金黄色葡萄球菌等亦可经脓肿培养发现。目前公认的发病因素包括结石、肾或输尿管畸形引起梗阻或肾积水、泌尿系统感染、肾结核、糖尿病、应用免疫抑制剂等。女性的发病率较男性高，有研究指出，糖尿病是肾脓肿的独立高危因素，可使其发病率升高，并明显延长住院时间。

四、重症肾脓肿的抗感染策略

抗感染治疗可以分为经验治疗及目标治疗，在常规送检中段尿、脓肿引流液及血培养的同时，立即开始经验性抗感染治疗，根据脓毒症 3.0 建议，最好在 1 h 内使用抗生素。经验性选择以覆盖革兰阴性杆菌为主的抗菌药物，根据机体的免疫状态及感染是否为院内感染择是否覆盖产 ESBL 细菌，深部脓肿尚需考虑覆盖厌氧菌。若病情

危重，经验用药首先考虑使用广谱的碳青霉烯类抗生素，如美罗培南。它为人工合成的广谱碳青霉烯类抗生素，易穿透大多数革兰阳性和革兰阴性细菌的细胞壁，通过抑制细菌细胞壁的合成而产生抗菌作用。除金属β-内酰胺酶以外，其对大多数β-内酰胺酶（包括由革兰阳性菌及革兰阴性菌所产生的青霉素酶和头孢菌素酶）的水解作用具有较强的稳定性。肾脓肿患者应用抗生素治疗时间较长，因此，在应用美罗培南的同时，要及时随访微生物学培养结果，若培养结果呈阴性，可考虑送检标本的NGS；根据检验结果和临床治疗效果决定是否需要降阶梯治疗。若美罗培南使用时间超过5天，且合并免疫抑制因素，应注意及时复查引流液真菌涂片及G试验，必要时配合抗真菌药的应用。若患者治疗期间症状好转后再次出现发热，可预防性应用抗真菌药物。肾脓肿往往是患者感染比较严重的一个阶段，因此，肾脓肿患者的抵抗力极差，感染中很可能合并其他细菌感染，加重患者的病情。同时根据治疗效果及脓肿的大小决定是否需要经皮肾穿置管引流。在临床工作中，积极有效的判断对患者的预后有很大的影响。脓毒性休克患者的抗菌药物疗程为7～10天，但对临床反应缓慢、感染灶难以充分引流或合并免疫缺陷者肾脓肿可适当延长疗程，如存在深部组织感染及BSI＞72 h的粒细胞缺乏患者，抗菌药物的疗程需延长至4周以上或至病灶愈合、症状消失。

五、临床病例分析

【病例简介】

重症肾脓肿是临床的危急重症，当合并感染性休克、多脏器功能衰竭等并发症时，若未积极引流、抗感染等治疗，往往需摘除肾脏，病死率明显升高。本例患者为女性，存在糖尿病、恶性肿瘤化疗后、泌尿系统感染等高危因素，起病即出现意识障碍，循环及呼吸均不能维持，需气管插管、NE维持血压、碳青霉烯类抗感染、CRRT清除炎症介质，因病情无明显改善转入我院。经肾脏穿刺引流、美罗培南联合替加环素抗感染等治疗10天后降阶梯为头孢哌酮钠舒巴坦钠。患者感染反复，且合并出现获得性凝血因子V缺乏症、凝血功能严重异常，给予调整抗生素为亚胺培南西司他丁钠＋氟康唑，并予丙种球蛋白、激素等抗炎支持治疗。最后，患者感染得到有效控制，PCT指标正常，未行肾脏切除，好转后出院。

【病例资料】

患者谢某某，女性，70岁，因“发热伴意识不清、少尿1周”于2020年6月8日入院。

【现病史】

2020年6月1日患者因“发热伴意识不清半天”在某医院就诊，当时CT检查结果提示：左侧半卵圆中心腔梗死灶，两肺炎性病变，双侧胸膜增厚，胆囊旁、肝内、左肾周及肠系膜间隙大量积气，左肾高密度影，膀胱少许积气，后因病情危重转院，入住ICU，予以呼吸机辅助通气，补液扩容，NE维持血压，美罗培南抗感染，CRRT维持内环境。住院期间患者仍发热，体温最高38.6 ℃，血培养结果提示大肠埃希菌，

ESBL 阴性。6 月 5 日复查 CT 示：胆囊炎，胆囊积气，感染可能；左肾包膜下出血，左肾包膜下积气，感染可能示，腹盆腔积液。考虑诊断为脓毒性休克待查。

【既往史】

患者 2 型糖尿病病史数年，未服药，血糖控制差。高血压病史数年，口服降压药物，右侧乳腺癌根治术，术后化疗，复诊未见复发，有左侧视网膜脱落病史，曾因子宫肌瘤行子宫切除术。否认高冠心病、肺结核、乙肝等病史。

【体格检查】

体温：36.9℃，脉搏：100 次 / 分，呼吸频率：16 次 / 分，血压：168/62 mmHg；神志清楚，口插管接呼吸机辅助通气中，SpO_2 100%，血压 168/62 mmHg，浅表淋巴结未及肿大，双下肺呼吸音偏低，未闻及明显干、湿啰音。HR 100 次 / 分，心律齐，未闻及杂音。腹部平软，未触及明显包块，下肢无明显水肿。

【辅助检查】

2020 年 6 月 1 日，CT 结果提示左侧半卵圆中心腔梗死灶，两肺炎性变，双侧胸膜增厚，胆囊旁、肝内、左肾周及肠系膜间隙大量积气，左肾高密度影，膀胱少许积气。6 月 5 日 CT 结果显示两侧放射冠、左侧半卵圆中心腔隙灶，胸部 CT 示气管插管术后，两肺背侧渗出灶，两侧胸腔积液伴两肺下叶膨胀不全，冠状动脉多发钙化，腹部 CT 示胆囊炎，胆囊积气，考虑感染可能；左肾包膜下出血，左肾包膜下积气，考虑感染可能，子宫未见显示，腹盆腔积液。

【诊疗过程】

1. *入院诊断* 入院诊断包括①肾脓肿（左肾）；②胆囊炎；③感染性休克；④ 2 型糖尿病；⑤肺部感染；⑥肺不张（双下肺）；⑦ Ⅰ 型呼吸衰竭；⑧高血压；⑨子宫切除术后状态；⑩乳腺原位癌（术后）。

2. *治疗过程* 患者经外院积极治疗后，病情有一定好转。为进一步治疗，转入我院。入院时 APACHE Ⅱ评分 13 分，SOFA 评分 8 分，入院后经液体及血管活性药复苏后症状改善，循环稳定，给予纤支镜吸痰后拔除气管插管，改为高流量吸氧。治疗上予以美罗培南 1.0 g 静脉滴注（每 8 h 1 次）联合替加环素 50 mg 静脉滴注（每日 1 次）抗感染，并积极控制血糖。经泌尿外科及影像科评估，于 6 月 9 日在 CT 引导下行左肾脓肿及胆囊穿刺置管引流，当日左肾引流管见暗红色引流液，共引流 170 ml，胆囊引流管见胆汁样引流液，共引流 60 ml，完善相关检查，尿常规检查结果：WBC（++）葡萄糖（+++）；PCT 1.08 ng/ml；血气分析：pH 7.48，PO_2 12.30 kPa，$PaCO_2$ 4.80 kPa；血清乳酸 2.1 mmol/L；血常规：WBC 18.55×10^9/L，中性粒细胞百分比 88.6%，Hb 97 g/L，血小板计数 187×10^9/L，CRP 80 mg/L；检查结果：白蛋白 30 g/L，肌酐 239 μmol/L，钠 142 mmol/L，钾 3.34 mmol/L，钙 2.09 mmol/L；凝血功能：APTT 28.8 秒，凝血酶原时间（prothrombin time，PT）13.4 秒，凝血酶时间（thromboplastin time，TT）17.30 秒，DD 3.13 μg/ml；引流液培养提示大肠埃希菌，ESBL 阴性；G 试验结果呈阳性。考虑合并 AKI，调整抗生素为美罗培南为 0.5 g（每 6 h 给药一次）因患者真菌葡聚糖偏高，予以加用卡泊芬净抗真菌治疗。治疗过程中，患者体温好转，血感染指标及肌酐缓慢下降，左肾引流管引流量维持在 170～330 ml/d，呈血性，6 月 16 日复查 CT 检查结果提示，左肾包膜下血肿，考虑为肾周脓肿，病灶较前有所吸收，结合病史，患者当前脓肿引流通畅，病灶缩小，故抗感染治疗调整为头孢哌酮钠舒巴坦钠加卡泊芬净。6 月 21 日，患者出现精神萎靡，无发热，无活动性出血，查 APTT＞120 秒，PT 41.2 秒，凝血因子Ⅷ活性 89.60%，凝血因子Ⅸ活性 80.3%，凝血因子Ⅺ活性 75.3%，凝血因子Ⅻ活性 39.2%，凝血因子Ⅴ活性 0.7%，凝血因子Ⅴ抗体 64.0 BU，凝血因子Ⅶ活性 62.3%，凝血因子Ⅱ活性 28.6%，凝血因子Ⅹ活性 72.6%，诊断为获得性凝血因子 V 缺乏症，给予甲泼尼龙 40 mg、丙种球蛋白 20 g 治疗，输注血浆。复查相关指标结果如下，PCT 0.20 ng/ml，WBC 8.17×10^9/L，中性粒细胞百分比 81.5%，Hb 78 g/L，血小板计数 166×10^9/L，CRP（快速法）14 mg/L。目前凝血功能异常考虑感染加重诱发，积极处理原发病，调整抗生素为亚胺培南西司他丁钠＋氟康唑，再次送检引流液培养未见阳性。经治疗后患者凝血功能逐渐恢复至正常，7 月 3 日停用丙种球蛋白，7 月 4 日拔除胆囊引流管，7 月 8 日左肾引流管已数日无引流液，予以拔除左肾引流管并停用激素，7 月 10 日，患者好转出院。8 月 6 日患者门诊复诊，复查 CT 结果示左肾团状低密度影。左肾边缘毛糙，与之前对比明显好转。

【分析与讨论】

肾脓肿的临床表现中原发症状通常较为明显，主要表现为突发寒战、腰痛、肾区压痛、肌紧张及肋脊角叩击痛，临床治疗若不及时，则可能导致患者肾脏功能下降，甚至导致肾功能严重丧失，若合并出现脓毒血症、感染性休克、多器官功能衰竭等严重并发症，则严重威胁患者生命安全。其实验室检查通常表现为，血常规检查 WBC 升高和中性粒细胞增加，血培养结果显示细菌生长。如脓肿与集合系统相通，可出现脓尿和菌尿。尿细胞培养呈阳性。尿路平片示肾轮廓不清，腰大肌阴影模糊、消失，静脉尿路造影显示患侧肾功能减退或消失，如脓肿较大可见肾盂肾盏受压、变形。超声下可见肾皮质灶性低回声区，轮廓不规则。CT 结果提示多发的肾实质低密度影，增强后病变区域不均匀增强，但仍低于正常肾实质。临床上常出现因肾脓肿出现肿块样表现，而被误诊为肾肿瘤等，导致延误治疗时机。本例患者早期经验性抗感染治疗方案虽然有效，但未及时行穿刺引流等外科干预，导致治疗效果不理想。肾脓肿的治疗方案如下。

1. *早期、广谱、足疗程的抗生素治疗*　早期经验性覆盖肠杆菌科革兰阴性杆菌，根据机体的免疫状态及感染的来源选择是否覆盖 ESBL，建议优先选用碳青霉烯类抗生素。本例患者在早期治疗取得满意疗效后，将美罗培南降阶梯为头孢哌酮钠舒巴坦钠，后出现感染反跳，并引发严重凝血障碍，再次启用亚胺培南西司他丁钠治疗后，病情明显得到控制。

2. *早期外科干预*　手术为治疗肾脓肿主要方法，排除脓性物质为治疗关键，随着微创技术发展，经皮肾穿刺引流在临床中广泛应用。在肾尚有功能时，应先施行肾穿刺引流；严重不能控制、反复发作或肾功能完全丧失的肾脓肿，可行患肾切除术。

3. *必要时 CRRT 治疗*　重症肾脓肿病程中，大量的炎症介质释放导致脓毒性休克，往往出现 AKI，显著增加患者病死率。

CVVH是目前脓毒症AKI最常用的血液净化治疗方式，不仅能够清除炎症介质，调节炎症反应，改善血管内皮细胞功能，从而改善患者免疫功能，重建机体免疫系统内环境稳定状态；同时能够清除代谢产物，维持液体平衡，促进肾功能恢复。新型吸附性CRRT滤器百希瑞（oXiris）、多黏菌素B纤维（Polymyxin B immobilized fiber，PMX）灌流器及细胞因子吸附器（CytoSorb），被证实可更有效清除内毒素或炎症因子。

本患者外院采取CRRT吸附内毒素清除炎症介质，对于稳定患者血流动力学及快速改善器官功能起到明显的作用，为患者抗感染治疗争取了宝贵的时间。

【总结】

1．积极的外科干预是治疗肾脓肿的关键，包括穿刺、切开引流排脓或肾造瘘，严重不能控制或反复发作或肾功能完全丧失的肾脓肿需行肾切除手术。

2．重症肾脓肿推荐积极给予广谱抗生素治疗，建议疗程至少为4周。

参考文献

[1] Lin HS, Ye JJ, Huang TY, et al. Characteristics and factors influencing treatment outcome of renal and perinephric abscess--a 5-year experience at a tertiary teaching hospital in Taiwan. J Microbiol Immunol Infect, 2008, 41(4): 342-350.

[2] Mnif MF, Kamoun M, Kacem FH, et al. Complicated urinary tract infections associated with diabetes mellitus: Pathogenesis, diagnosis and management. Indian J Endocrinol Metab, 2013, 17(3): 442-445.

[3] Flanagan M, Jennings K, Krywko D. Renal abscess in a patient presenting with persistent hiccups. Case Rep Emerg Med, 2013, 2013: 459453.

[4] Horie A, Nariai A, Katou F, et al. Increased community-acquired upper urinary tract infections caused by extended-spectrum beta-lactamase-producing Escherichia coli in children and the efficacy of flomoxef and cefmetazole. Clin Exp Nephrol, 2019, 23(11): 1306-1314.

[5] Liu XQ, Wang CC, Liu YB, et al. Renal and perinephric abscesses in West China Hospital: 10-year retrospective-descriptive study. World J Nephrol, 2016, 5(1): 108-114.

[6] Ko MC, Chiu AW, Liu CC, et al. Effect of diabetes on mortality and length of hospital stay in patients with renal or perinephric abscess. Clinics (Sao Paulo), 2013, 68(8): 1109-1114.

[7] Yen DH, Hu SC, Tsai J, et al. Renal abscess: early diagnosis and treatment. Am J Emerg Med, 1999, 17(2): 192-197.

[8] Singer M, Deutschman CS, Seymour CW, et al. The Third International Consensus Definitions for Sepsis and Septic Shock (Sepsis-3). JAMA, 2016, 315(8): 801-810.

第八章 重症颅内感染

一、重症颅内感染的定义

重症颅内感染是指各种生物性病原体侵犯脑实质、脑膜及血管，引起急、慢性炎症（或非炎症）性疾病，从而导致高热、头痛、颈项强直、昏迷等神经症状和体征，以及脑脊液性状及生化的改变，严重者可影响血流动力学，危及患者生命。颅内感染是神经外科常见而严重并发症之一，致残、致死率均较高。主要包括脑膜炎、脑室炎、硬膜下脓肿及脑脓肿等。常见的病原体包括病毒、细菌、螺旋体、真菌、立克次体等。感染途径主要有血行感染、直接感染及逆行感染。

二、重症颅内感染的流行病学

神经外科开颅术后颅内感染主要包括脑膜炎、脑室炎、硬膜下脓肿及脑脓肿等。神经外科手术及各种操作易引起医院获得性的中枢神经系统感染，中枢神经系统感染的归因病死率可高达 15%～30%。我国神经外科伴有开放性颅骨骨折、头皮裂伤的脑外伤或头皮裂伤超过 4 h 的手术部位感染发生率为 10%～25%。有文献报道，神经外科手术术后感染率高达 30%～80%；清洁 - 污染手术包括进入鼻旁窦或乳突的手术、修补开放性颅骨骨折或无菌技术有明显缺陷者，感染发生率为 6.8%～15%。清洁手术感染率为 2.6%～5%。污染手术包括开放性颅骨骨折、头皮裂伤等，术后感染率为 10%～25%。

2 篇国内单中心大宗回顾性病例研究显示，神经外科开颅术后颅内感染（post-operative central nervous system infection，PCNSI）率分别为 7.4% 和 8.6%。国内一项重症监护病房开颅术后患者颅内感染的调查显示，160 例患者中有 12 例发生颅内感染，感染率为 7.5%。国外一篇单中心大宗病例报道显示神经外科重症监护室（neurosurgery intensive care unit，NICU）中，院内感染发生率为 3.65%，其中分流感染和获得性脑膜炎感染率约 0.85%。一项德国海德堡大学附属医院 NICU 院内感染的统计报道显示，NICU 中医院感染脑膜炎（0.4%）和脑室炎（0.8%）共占 1.2%。

三、重症颅内感染的病原学特点和高危因素

中枢神经系统感染的常见病原菌为革兰染色阳性细菌，占 60% 左右，主要包括凝固酶阴性葡萄球菌、金黄色葡萄球菌、大肠埃希菌、肺炎克雷伯菌、鲍曼不动杆菌、

铜绿假单胞菌及肠球菌等，其中MRSA多见。但近年来，革兰染色阴性菌尤其是鲍曼不动杆菌感染有增多趋势。

脑组织受头皮、颅骨、硬脑膜及血脑屏障等多重保护，血脑屏障可限制大分子物质通过，故正常情况下中枢神经系统感染率低。脑脊液缺少补体及抗体IgM，吞噬细胞较少，若颅脑外伤或手术等导致血脑屏障破坏，细菌侵入，加之脑脊液是良好培养基适于细菌生长繁殖，使得颅内感染较难控制。

颅内感染的高危因素有：①手术时间＞4 h；②脑脊液漏；③高龄；④开放性伤口；⑤近期接受化疗及免疫抑制剂治疗；⑥大剂量糖皮质激素应用；⑦颅内引流管或腰池引流管放置＞72 h；⑧糖尿病或血糖控制不良；⑨术中大量失血。另外，神经重症患者病情危重，需长期卧床，抵抗力、免疫力降低，长期应用抗生素致菌群失调，肺部或肠道出现耐药菌感染，可使患者在手术、伤口换药、腰椎穿刺等操作中感染风险增加。

四、重症颅内感染的抗感染策略

（一）抗感染策略

1．在怀疑中枢感染时，应留取相关标本进行细菌涂片或培养后，及时开始经验性抗菌药物治疗。研究表明，早期的抗菌药物治疗与患者的良好预后呈显著的正相关性。后期根据病原学结果及药敏试验结果及时调整治疗方案。

2．选择易透过血脑屏障的抗菌药物推荐首选杀菌剂，如磺胺类、青霉素类、头孢菌素类、β-内酰胺酶抑制剂、碳青霉烯类、糖肽类、氯霉素及甲硝唑等，治疗途径推荐采用静脉途径。

3．中枢神经系统感染建议按照使用说明书允许的最大药物剂量及可能的长疗程治疗。

4．经验性抗菌药物治疗＞72 h疗效不佳者，考虑调整治疗方案。病原学诊断明确的患者，可以根据相关的细菌类型及药物敏感试验进行药物选择。

5．脑室内或鞘内抗菌药物应用。当静脉用药48～72 h效果不明显，病情严重时可以考虑脑室内注射或腰穿鞘内注射不含防腐成分的抗菌药物（腰椎穿刺注射药物时由于颅内压力较高，渗透压梯度，药物浓度弥散不均匀，可引起化学性炎症导致粘连等，对腰椎穿刺注射药物的选择要谨慎）使用，注射药物后应夹闭引流管1 h左右，需要根据病情调整剂量，使用次数和每次用药量。脑室或鞘内注射抗菌药物的成人推荐每日剂量分别为：阿米卡星10～30 mg；庆大霉素4～8 mg；多黏菌素E 10 mg；万古霉素5～20 mg。

（二）重症颅内感染的治疗

1．*病原学治疗*　神经重症患者若怀疑颅内感染，应立即进行经验性治疗，及早进行抗菌药物治疗，这与患者的良好预后有正相关性。经验性治疗药物选择方案详见

《中国神经外科重症患者感染诊治专家共识（2017）》。抗菌药物选择可优先选择革兰阳性菌和革兰阴性菌。

（1）革兰阳性菌：常见为凝固酶阴性葡萄球菌、金黄色葡萄球菌和肠球菌等。细菌耐药风险低时选择萘夫西林或苯唑西林。耐药风险高时（如 MRSA 和凝固酶阴性葡萄球菌），首选万古霉素，次选利奈唑胺。可局部用万古霉素以增加药物有效浓度。

（2）革兰阴性菌：常见为鲍曼不动杆菌、肺炎克雷伯菌、铜绿假单胞菌、大肠埃希菌、碳青霉烯耐药肠杆菌属等。革兰阴性菌的抗感染治疗首选三代头孢菌素；若为广泛耐药革兰阴性菌感染则首选药物为美罗培南（易穿透血脑屏障、对中枢及肾毒性低等优点）。有文献报道，美罗培南静脉 1 g（每 6 h 给药一次）和 2 g（每 8 h 给药一次）方案比静脉 1 g（每 8h 一次）给药方案脑脊液渗透程度更高，较高剂量和较短给药间隔更有助于清除病原体。

对于耐药鲍曼不动杆菌感染，多黏菌素静脉给药联合鞘内注射或脑室内给药被认为是有效的抗感染治疗方法。中枢神经系统念珠菌感染有多种治疗方案，目前推荐两性霉素 B［0.5～0.7 mg/（kg · d）］或两性霉素 B 脂质体单用或联合氟胞嘧啶治疗。氟康唑每日 400～800 mg（6～12 mg/kg）单用或联合氟胞嘧啶作为次选方案，适用于两性霉素 B 不能耐受或病情相对较轻的患者。

2. *给药途径* 局部用药是在合理静脉用药基础上，通过鞘内注射、脑室内给药等方式增加脑脊液药物浓度，直接作用于感染炎症区域，药物停留时间为 15～60 分钟。在下述情况下可考虑给予脑室内抗菌药物治疗：①在非毒性剂量下，不能通过全身应用抗生素达到足够高的脑脊液药物浓度；②全身性应用抗生素 48～72 h 并充分采取其他抗感染治疗措施后脑脊液培养结果仍持续阳性者。对于腰穿鞘内注射抗菌药物仍持谨慎态度。因为腰穿注射药物可引起颅内压力升高、渗透压梯度、药物浓度弥散不均匀、化学性炎症导致椎管粘连等严重并发症。

鞘内注射后可保持头低位，加大药物扩散及提高局部药物浓度。用于鞘内注射的抗菌和抗真菌药物包括庆大霉素、妥布霉素、奈替米星、阿米卡星、链霉素、多黏菌素（多黏菌素 E、多黏菌素 B）、糖肽类（万古霉素、替考拉宁）、替加环素、两性霉素 B、卡泊芬净等。

3. *治疗时程长* 专家共识推荐中枢神经系统抗感染治疗应长程治疗，典型感染的治疗时程为 4～8 周，符合临床治愈标准后应继续抗感染治疗 1～2 周。一般将连续 3 次脑脊液化验结果正常且细菌培养结果阴性作为临床治愈标准。建议给予最大药物剂量及长疗程，脑脊液中药物浓度长期超过最低杀菌浓度是治疗成功的关键。硬膜下积脓者抗感染治疗总疗程一般为 3～6 周，形成脑脓肿者抗感染治疗总疗程一般为 6～8 周。

五、临床病例分析

【病例简介】

患者因左侧听力下降 4 年、消退 1 个月伴视力下降于 2014 年 12 月 31 日入院，给予患者常规药物治疗，同时根据患者颅内情况适时给予手术治疗，但患者最终因颅内感染严重，发生多器官脏器功能衰竭最终死亡。

【病例资料】

患者因左侧听力下降4年、消退1个月伴视力下降于2014年12月31日入院，入院后即完善相关术前检查，排除手术禁忌证，并完善术前准备，于2015年1月5日在全身麻醉下行“经左侧枕下乙状窦后听神经瘤切除术”，术中见肿瘤组织直径约5.5 cm，血供丰富，手术时间达20 h，术中出血量约7000 ml，同时输悬浮红细胞18 U，血浆2300 ml。术后患者一般情况差，复查颅脑CT见肿瘤组织完整切除，患者转入ICU，给予呼吸机辅助呼吸及生命体征支持。给予输血，扩容补液，抗感染，止血，降颅压及营养神经等治疗，同时给予营养支持、镇静及预防癫痫治疗。标准心电监护，给予稳定内环境，纠正电解质紊乱，及时对症处理，病情渐好转，生命体征平稳，意识清楚，四肢可自主活动，无发热。于1月19日转回我科继续予抗感染、营养神经及营养支持等治疗。至2月3日出现高热，呕吐。行痰、血、脑脊液培养结果均见“鲍曼不动杆菌”，同时根据药敏试验结果应用抗生素。但患者一般状况仍未见明显好转，仍高热，精神萎靡。期间根据患者病情需要，多次请院内外相关科室著名专家会诊，并请我院感染科等相关科室联合会诊，继续根据会诊专家意见予以积极抗感染治疗。并给予间断输血，加强营养支持。至3月初患者仍高热，嗜睡，出现“脑积水”加重。告知病情，经家属同意，在全身麻醉下行“脑室外引流+切口局部清除术”。持续行脑室外及切口引流脑脊液，并根据专家意见，每日行脑室系统局部注射推荐抗生素治疗，同时行腰大池穿刺引流及局部注射药物抗感染治疗。但患者一般情况仍差，病情仍加重，伴昏睡，发热，脉速，呕吐，腹泻等，脑膜刺激征（+++），手术切口皮下出现积液，伤口处张力高，左侧脑室引流及药物灌洗困难。复查颅脑CT结果提示：第三脑室扩张明显。于4月15日在局部麻醉下行“右侧脑室外引流+切口局部引流术”。术后继续加强抗中枢神经系统感染治疗。但经长期积极抗感染治疗，患者病情仍持续加重，出现昏迷，高热，四肢自主活动少，自主呼吸急促微弱，双侧瞳孔直径5 mm，对光反应迟钝。至6月7日20：00患者出现自主呼吸消失，血压下降，心率增快，伴尿崩症，双瞳散大，直径为6 mm，对光反射（－）。立即给予人工辅助呼吸，及时扩容补液，抗利尿、抗感染治疗，维持血容量稳定。经积极抢救后，自主呼吸仍未见恢复，血压及脉搏极不稳定。予6月8日晨转入ICU监护治疗。给予呼吸机持续机械通气。多巴胺及去甲肾上腺持续静脉泵入维持血压，同时给予垂体后叶素持续静脉泵入，给予鞣酸升压素注射及鼻饲去氨加压素抗利尿治疗，控制尿崩症。维持原方案抗感染，间断输血及营养支持，纠正电解质紊乱，积极维持内环境稳定。持续肠外营养支持，支持和监测生命体征及稳定内环境变化，并及时对症处理。至12月2日17：10血压下降至81/41 mmHg，血氧饱和度下降为73%，心率106次/分。查体患者处于深昏迷状态，GCS评分3分，双瞳孔散大，直径6 mm，对光（－），双肺布满湿啰音。予以积极抢救，但血压、心率及血氧饱和度仍进行性下降。向家属告知病情危重。将病情汇报上级医师、科主任及院行政值班。继续给予心肺复苏等一系列积极抢救，效果不佳。21：24 患者心电图呈直线，宣布临床死亡。

【现病史】

患者自诉 4 年前无明显诱因出现左侧听力轻度下降，此后症状缓慢加重伴视力下降，未引起重视。近 1 个月自觉左侧听力消失伴左眼视物模糊。同时自觉步态不稳，步基较宽，不能单腿稳定站立。故就诊于我院门诊，行颅脑磁共振检查后发现“左侧桥小脑角区占位性病变，脑室系统扩张”。为进一步治疗，门诊以“左侧听神经瘤，脑积水”收住我科。自发病以来，患者略感头痛头晕近 1 个月，无恶心、呕吐，无抽搐，无感觉麻木。无声音嘶哑及饮水呛咳，无尿量改变，无发热。自觉胃纳，精神一般，二便正常，体重稍减轻。

【既往史】

否认高血压、心脏病、糖尿病等慢性病史。10 年前曾患肺结核，具体不详；否认肝炎等传染性疾病史。20 年前因“胃出血”行治疗，具体不详。否认外伤史。

【体格检查】

意识清楚，精神一般，对答切题，查体合作。额纹对称，双侧眼球运动无殊，左侧内上、外上象限视野消失，左侧视力粗测下降，双侧瞳孔等大等圆，直径为 0.3 mm，对光灵敏。鼻唇沟无变浅，鼓腮示齿正常。左侧听力消失、右侧听力正常。伸舌居中，悬雍垂无偏移。颈部软，脑膜刺激征阴性，四肢肌力 5 级，肌张力正常，生理反射存在，病理反射未引出。双侧闭目难立症（＋）。

【辅助检查】

2014 年 12 月我院头颅核共振检查（增强）：左侧桥小脑角区占位性病变，面积约 5.9 cm×4.7 cm，明显强化，脑干受压呈月牙形，脑室系统扩张。

2015 年 2 月 3 日血培养结果：鲍曼不动杆菌；2 月 3 日痰培养结果：鲍曼不动杆菌；2 月 3 日脑脊液培养结果：鲍曼不动杆菌；2 月 3 日脑脊液生化结果：脑脊液蛋白定量 3419.00 mg/L，脑脊液氯化物 110.00 mmol/L，脑脊液糖 0.04 mmol/L。

2015 年 1 月 12 日行胸部 CT（薄层）检查，诊断意见：气管插管中，两肺广泛渗出性病变；2 月 17 日头颅 CT 诊断意见：左侧听神经瘤术后改变；对比 2 月 9 日 CT 检查结果：①左侧小脑半球片状低密度影；②左侧横窦间隙增宽；③脑室系统扩张积水较前片好转；④左侧枕部混杂密度影及少许气体影；⑤蝶窦积液。5 月 7 日头颅 CT 诊断意见：左侧听神经瘤术后；对比 4 月 24 日 CT检查结果：①双侧大脑半球及左侧小脑半球脑水肿（较前大致相仿）；②脑室系统扩张积水（较前大致相仿）引流中，脑室积气基本吸收；③蝶窦积液较前稍增多。

【诊疗过程】

2015 年 2 月 3 日患者出现高热，呕吐。行痰、血、脑脊液培养均见“鲍曼不动杆菌”，同时根据药敏试验结果给予美罗培南，舒普深等抗感染治疗。但患者一般状况仍未见明显好转，仍高热，精神萎靡。期间根据患者病情需要，多次请院内外相关科室著名专家会诊，并请我院感染科等相关科室联合会诊，根据会诊专家意见予以积极抗感染治疗，并间断输血，加强营养支持。至 3 月初患者仍高热，嗜睡，出现“脑积水”

加重。告知病情，经家属同意，在全身麻醉下行“脑室外引流＋切口局部清除术”。持续行脑室外及切口引流脑脊液，并根据专家意见，每日行脑室系统局部注射推荐抗生素治疗。同时行腰大池穿刺引流及局部注射多黏菌素、阿米卡星等药物抗感染治疗。但患者一般情况仍差，病情仍加重，伴昏睡，发热，脉速，呕吐，腹泻等，脑膜刺激征（＋＋＋），且手术切口皮下出现积液，且张力高，同时左侧脑室引流及药物灌洗困难。复查颅脑 CT 提示：第三脑室扩张明显。于 4 月 15 日在局部麻醉下行“右侧脑室外引流＋切口局部引流术”。术后继续加强抗中枢神经系统感染治疗。

【分析与讨论】

患者术后出现神经系统感染，起病急骤，考虑由手术切口感染或脑脊液瘘导致，且患者术后血、尿、痰多部位出现鲍曼不动杆菌感染，细菌耐药性极高，立即进行抗鲍曼静脉治疗，考虑该患者为革兰阴性菌感染，根据药敏试验结果选择第三代头孢菌素，并联合美罗培南，因其具有易穿透血脑屏障、对中枢及肾毒性低等优点，根据肌酐清除率给予持续大剂量泵注，较高剂量和较短给药间隔更有助于清除病原体。后期在多黏菌素静脉给药的基础上，联合多黏菌素及阿米卡星鞘内注射，未见化学性炎症导致粘连等不良并发症。除常规药物治疗，还根据患者颅内情况，适时给予手术治疗，但患者最终因颅内感染严重，且后期发生多器官脏器功能衰竭最终死亡。

【总结】

颅脑手术后感染可以发生于中枢神经系统，如脑膜炎和脑脓肿，或者发生于中枢神经系统之外，如表面切口和骨瓣感染。神经外科应该使感染发生率＜5%。脑脊液漏可增加感染的危险，应努力对其进行预防和治疗。如果术后出现颅内感染，应尽快明确微生物来源，并及时根据药敏试验结果选用敏感抗生素。对于耐药鲍曼不动杆菌感染，多黏菌素静脉给药联合鞘内注射，或者脑室内给药是比较有效的抗感染治疗方法。

参考文献

[1] 中国医师协会神经外科医师分会神经重症专家委员会，北京医学会神经外科学分会神经外科危重症学组. 神经外科中枢神经系统感染诊治中国专家共识（2021 版）. 中华神经外科杂志，2021，37（1）：2-15.

[2] Hernández O, García H, Muñoz R F, et al. Development of a prediction rule for diagnosing postoperative meningitis: a cross-sectional study. J Neurosurg, 2018, 128(1): 262-271.

[3] Pan S, Huang X, Wang Y, et al. Efficacy of intravenous plus intrathecal/intracerebral ventricle injection of polymyxin B for post-neurosurgical intracranial infections due to MDR/XDR Acinectobacter baumannii : a retrospective cohort study. Antimicrob Resist Infect Control, 2018, 7(1): 8.

[4] Cho SM, Lee T, Starling RC, et al. The impact of infection and elevated INR in LVAD-associated intracranial hemorrhage: a case-crossover study. ASAIO J, 2019, 65(6): 545-

549.

[5] Meng Y, Voisin MR, Suppiah S, et al. Risk factors for surgical site infection after intracranial electroencephalography monitoring for epilepsy in the pediatric population. J Neurosurg Pediatr, 2018, 22(1): 31-36.

[6] Lajthia O, Chao JW, Mandelbaum M, et al. Efficacy of immediate replacement of cranial bone graft following drainage of intracranial empyema. J Neurosurg Pediatr, 2018, 22(3): 317-322.

[7] Jeong TS, Yee GT. Prospective multicenter surveillance study of surgical site infection after intracranial procedures in Korea : a preliminary study. J Korean Neurosurg Soc, 2018, 61(5): 645-652.

第九章　重症血流感染

一、重症血流感染的定义

血流感染（blood stream infections，BSI）是指病原微生物在循环血液中呈一过性、间歇性或持续性存在所引起的一种严重的全身感染性疾病，对机体所有器官，如心脏瓣膜、关节等造成损害，严重者可导致休克、多器官衰竭、DIC 甚至死亡。BSI 包括菌血症、脓毒症、导管相关性 BSI 等。重症血流感染是指 BSI 并发危及患者生命的休克和（或）器官功能不全等的严重疾病状态。

二、重症血流感染的流行病学

全球范围内重症 BSI 发病率数据存在显著差异，北美洲和欧洲在 2000—2015 年 BSI 的年发病率分别为 1.13‰ 和 2.04‰，而 2009—2016 年美国儿童的 BSI 发病率为 2.95‰。一项中国的数据表明，ICU 患者的 BSI 发病率高达 3.5%～8.9%。2007 年，一项全球 ICU 感染流行病学调查研究显示，ICU 人群 BSI 的患病率高达 15.1%。

三、重症血流感染的病原学特点和高危因素

重症 BSI 中，常见致病菌包括大肠埃希菌、葡萄球菌、金黄色葡萄球菌、肺炎克雷伯菌、链球菌等，约占 70% 以上，而铜绿假单胞菌引起的 BSI 已达 5%。

社区获得性 BSI，患者多存在基础疾病、免疫抑制和（或）近期有药物使用史等。广谱 β- 内酰胺酶的肠杆菌引起的 BSI 的全球负担呈上升趋势，可能是由于上述病原体在社区中的传播相关。目前，继发于 UTI 或腹腔内感染的大肠埃希菌和肺炎克雷伯菌 BSI 中，产生 ESBL 的分离株的流行率通常＞5%，在某些地域可能高达到 20%。ICU 重症患者发生 BSI 的主要危险因素包括高 APACHE Ⅱ评分、ICU 住院时间延长、机械通气、肾脏替代治疗、近期手术、免疫抑制及侵入性操作等。EUROBACT-1 研究显示，ICU 患者发生的 BSI 主要是由导管相关性感染（21%），医院内肺炎（21%）及腹腔内感染（12%）引起的。此外，HIV 感染、癌症、CHF、痴呆、糖尿病、脑血管意外、肾功能不全、慢性肺部疾病、周围血管疾病及风湿病等也是增加 BSI 的风险因素。

四、重症血流感染的抗感染策略

（一）早期诊断

基于血培养的早期微生物学诊断是鉴定 BSI 致病微生物的金标准，建议在严格的皮肤消毒后至少采样 2 组有氧和无氧血培养物（每瓶 10～20 ml）。在严重 BSI 的情况下，血培养所需时间较长，且经验性抗菌治疗会显著降低治疗后抽取的血培养的敏感性。近来，基于 PCR 对血样直接检测病原体的手段，能够在更短时间内提供病原学信息，可以缩短调整为最佳抗生素方案所需的时间。此外，NGS 方法和机器学习方法的应用在 BSI 的诊断中也已显示出令人鼓舞的结果。临床宏基因组学是指对临床样品中存在的核酸进行测序，以鉴定病原体并推断其对抗生素的敏感度，进一步提高了诊断的时效性和准确性。

（二）抗菌药物的选择

决定应使用哪种抗菌药物治疗重症患者的 BSI 取决于 5 方面的因素：①经验性治疗的针对性；②疑似或已确认的感染源；③致病菌的耐药性［特别是存在 MDR 病原体流行的医疗机构和（或）最近使用抗菌药物的患者中］；④疑似或已确认的念珠菌血症；⑤免疫抑制（如中性粒细胞减少、HIV 感染等）。抗菌药物主要用于重症患者，基于可疑致病菌合理施用经验性抗菌药物，以及及时进行病因学快速诊断以延缓疾病的进展，均是优化治疗的重要措施。临床医师需平衡利害关系使用具有抗 MDR 活性的药物，以免延误有效的治疗，同时，避免不加选择地使用抗菌药物。

（三）治疗药物监测

治疗药物监测（therapeutic drug monitoring，TDM）是指危重患者治疗过程中无法通过常规测定来确定抗菌药物剂量的药动学参数。因此，常使用一些替代指标来辅助优化抗菌药物的使用剂量。首先，对于危重患者，大量的液体复苏常需要更高剂量的亲水性抗菌药物。其次，ICU 中使用的大多数抗生素都是通过肾排泄，重症 BSI 患者存在肾脏清除率亢进或急性肾损伤，再加之肾脏替代疗法的应用，应根据治疗过程中肾功能来调整和维持剂量。关于药效学，熟悉不同抗菌药物种类的不同 PD 指数（T＞MIC，C_{max}/MIC 或曲线下面积 AUC/MIC）至关重要。另外，选择最合适的输液途径（连续或间歇），并考虑到 MIC 测量可能存在的差异及可疑 / 确诊病原体 MIC 对达标概率的影响。

（四）单药与联合治疗

在耐药率不断提高的现况下，在 ICU 患者中采用单药或联合疗法，治疗 BSI 的经验性联合疗法（通常是 β- 内酰胺类联合氨基糖苷或氟喹诺酮类）的主要目的是最大程度地保证使用了对病原体具有活性的药物。但是，一旦获得了抗菌药物敏感性结果，应及时根据患者的病情及时调整。

五、临床病例分析

【病例简介】

严重多发伤患者由于伤口污染、多次大手术、长时间住院、免疫功能低下等因素，常伴有严重感染，严重的BSI若未及时给予抗菌药物治疗，感染相关病死率极高。本例患者由于病情严重，诊疗难度极大，合并耐药菌感染，故而选择基于多黏菌素的联合治疗方案。根据患者治疗过程中症状、体征变化，治疗有效，可为临床用药提供一定指导。

【病例资料】

患者，男性，66岁，因“车祸外伤致骨盆、右下肢开放伤数小时”于2020年9月22日入院。

【现病史】

患者入院当日因车祸外伤后致骨盆疼痛，不能行走，右下肢开放性损伤，会阴处撕裂伤，当时至外院就诊，外院CT显示骨盆粉碎性骨折，余未查，为进一步诊治，即来我院急诊就诊，急诊到院后呈休克表现，生命体征不平稳，给予骨盆带临时固定，抢救支持治疗后，急诊行CT检查：骨盆多发骨折，会阴软组织积气积液，多发肋骨骨折，T_{11}骨折，肺部挫伤，肝周积血。急诊各科室会诊后，考虑主要骨盆骨折引起失血性休克，需要急诊手术治疗，急诊以“开放性骨盆骨折”收入院。

【既往史】

否认高血压、冠心病、糖尿病、结核、乙型肝炎等病史。

【体格检查】

患者处于昏迷状态，体温36.2 ℃，HR 113次/分，呼吸机模式为SIMV+PS容控，潮气量460 ml，氧浓度50%，脉氧维持在100%。血压89/58 mmHg（去甲肾上腺素停用情况下）。双侧瞳孔直径为4 mm，对光反射迟钝。两肺听诊呼吸音粗，未闻及干、湿啰音。腹部高度膨隆，腹肌紧张，带入骨盆外固定支架，肝脾触诊不满意。移动性浊音不能查体。未闻及肠鸣音。阴囊高度青紫肿胀，会阴部见渗血。右侧小腿末端高度肿胀，敷料包扎外固定。

【辅助检查】

血常规检查结果：WBC 12.11×10^9/L，Hb 33 g/L，血小板计数48×10^9/L，CRP（快速法）15 mg/L；血生化检查结果：ALT 99 IU/L，AST 167 IU/L，总胆红素12.8 μmol/L，白蛋白22 g/L，尿素7.9 mmol/L，肌酐177 μmol/L，胱抑素C 1.22 mg/L，钠157 mmol/L，钾3.48 mmol/L，钙1.72 mmol/L，MYO＞3904.0 ng/mL，PCT 3.27 ng/mL；凝血功能检查结果：APTT 44.2秒，PT 21.6秒，TT 21.80秒，纤维蛋白原（fibrinogen，FIB）0.86 g/L，D-二聚体3.58 μg/ml；血气分析结果：pH 7.14，PO_2 20.60 kPa，$PaCO_2$ 4.46 kPa，标准

碳酸氢根 11.5 mmol/L，血清乳酸 20.0 mmol/L。

【诊疗过程】

1. 入院诊断 ①多发伤（骨盆骨折、肋骨骨折、锁骨骨折、会阴撕裂伤、阴囊撕裂伤、右足踝开放性损伤）；②失血性休克；③ MODS；④代谢性酸中毒；⑤重度贫血；⑥创伤性凝血功能障碍；⑦高乳酸血症；⑧低钾血症；⑨高钠血症；⑩肝功能不全；⑪肾功能不全。

2. 治疗过程 患者入院后行急诊手术，术后转入 ICU 监护治疗，持续镇静镇痛中，体温 36 ℃（体外加温中），保留经口气管插管在位、通畅，气道内痰量不多，持续机械通气，模式 V-SIMV，FiO_2 45%，VT 480 ml，PEEP 5 cmH_2O，SpO_2 维持在 99% 左右，保留胃管在位、通畅，胃肠减压见少许褐色胃内容物。查体：镇静镇痛中，双瞳等大等圆，直径约 3 mm，对光反应迟钝，颈软，两肺呼吸音粗，未闻及明显干、湿啰音，未闻及哮鸣音，HR 121 次 / 分，律齐，血压 91/63 mmHg（大剂量升压药维持），腹胀，未闻及肠鸣音，骨盆支具外固定中，双下肢水肿明显，足背动脉搏动清晰。

（1）呼吸系统：持续机械通气，控制压力，防止气压伤，经过大量补液，警惕 ARDS 的发生，注意控制晶体液入量。

（2）循环系统：患者血压偏低，考虑骨盆骨折严重，伴失血性休克，故需控制血压，防止血压过高或过低。

（3）骨骼系统：严格制动，骨盆带及支具固定，胸部予胸带固定，必要时请胸外科会诊是否行手术治疗。

（4）血液系统：患者外伤后贫血严重，目前存在重度贫血，继续给予申请红细胞悬液及血浆等，纠正贫血，补充凝血因子，患者凝血指标重度紊乱，继续予以止血、并补充纤维蛋白原等。

（5）泌尿系统：患者尿量减少，结合肌酐升高，考虑存在 AKI，予避免使用肾损害药物，尽量维持血压，保证肾灌注，必要时 CRRT 维持内环境。

（6）抗感染治疗：患者存在多处开放性损伤，经验性给予美罗培南联合利奈唑胺抗感染治疗，广谱覆盖革兰阴性菌及革兰阳性菌。

（7）其他治疗：患者腹部 CT 检查示见肝周积液，不排除存在腹腔脏器损伤，警惕迟发性出血，动态复查床边腹部超声。

经治疗后，患者升压药剂量较前明显减少，Hb 计数有所回升，继续予以 CRRT 治疗，但血小板计数较低，予以申请输注血小板，并予以药物升血小板治疗。再次复查腹部 CT 示胆囊肿大，结合胆红素指标较高，于床边行超声定位下胆囊穿刺术，留置单腔引流管，引出液呈脓性，患者伴有腹胀，腹部压痛，予以胃肠减压，停肠内营养，加强通便治疗，予肠外营养支持。

复查实验室检查，血常规检查结果：WBC 18.51×10^9/L，Hb 98 g/L，血小板计数 189×10^9/L，CRP（快速法）＞200 mg/L；血生化检查结果：ALT 207 IU/L，AST 358 IU/L，γ- 谷氨酰转肽酶 167 IU/L，总胆红素 235.7 μmol/L，直接胆红素 147.2 μmol/L，白蛋白 29 g/L，尿素 24.0 mmol/L，肌酐 169 μmol/L，胱抑素 C 2.55 mg/L，钠 160 mmol/L，钾

4.19 mmol/L，氯 121 mmol/L；心肌酶检查结果：肌钙蛋白 I 0.10 ng/ml，肌酸激酶 2489 IU/L，BNP 205.0 pg/ml，PCT 11.18 ng/ml；血气分析：pH 7.42，PO_2 18.40 kPa，$PaCO_2$ 5.02 kPa，标准碳酸氢根 24.4 mmol/L，乳酸 6.2 mmol/L。

患者胆汁培养及血培养结果均阳性，为碳青霉烯类耐药肺炎克雷伯菌（CRKP），根据药敏试验结果给予美罗培南联合多黏菌素 B 抗感染治疗，此外患者痰培养提示真菌阳性，给予抗真菌治疗，考虑伏立康唑可加重肝损害，故调整为卡伯芬净。考虑患者创面大，病情重，免疫力低下，多合并球菌、厌氧菌感染，故继续给予左奥硝唑氯化钠抗厌氧菌，利奈唑胺抗球菌治疗，经联合抗感染后患者体温、炎症指标等逐步好转，2020 年 10 月 12 日复查相关检查结果：WBC 9.85×10^9/L，中性粒细胞百分比 91.0%，Hb 72 g/L，血小板计数 135×10^9/L，CRP（快速法）152 mg/L，PCT 2.82 ng/ml，ALT 143 IU/L，AST 203 IU/L，直接胆红素 101.9 μmol/L，总胆红素 165.1 μmol/L，白蛋白 29 g/L，尿素 8.4 mmol/L，肌酐 83 μmol/L。之后，行“右下肢截肢术”，辅助多次清创手术，继续维持抗感染、营养、CRRT、内环境稳定等治疗。于 10 月 14 日在全身麻醉下行“扩大清创术”，术后患者体温有所好转，胆红素及 MYO 较前下降。并于 10 月 21 日，11 月 4 日，11 月 9 日，多次行“扩大清创术”。术后给予磺胺嘧啶银及磺胺米隆混悬液换药，术后患者感染指标及 MYO、胆红素指标逐渐好转。12 月 3 日行“清创缝合术”，术中探查见，后背右大腿外侧伤口愈合可，有少量积液，给予清创，缝合，右臀部取皮区伤口干燥，植皮区 90% 成活，右膝下截肢伤口干燥，局部渗出大为减少。清创后，继续引流。修补缝合大部分大腿内侧，会阴部伤口，剩余 2 cm×3 cm 继续敞开引流，继续给予磺胺嘧啶银纱布填塞。病情逐步稳定，行降阶梯抗生素方案后，患者转康复医院继续康复治疗。

【分析与讨论】

《广泛耐药革兰阴性菌感染的实验诊断、抗菌治疗及医院感染控制：中国专家共识》指出，广泛耐药革兰阴性杆菌（extensively drug resistant *Gram-negative bacilli*，XDR-GNB），是指除 1、2 类抗菌药物（主要指多黏菌素和替加环素）外，几乎对所有类别抗菌药物均不敏感的革兰阴性杆菌。XDR-GNB 常见于肠杆菌科细菌、鲍曼不动杆菌、铜绿假单胞菌和嗜麦芽窄食单胞菌等。用于 XDR 细菌感染的有效治疗药物很少，且缺乏大系列的临床对照研究资料。抗菌药物单药治疗（包括多黏菌素类及替加环素）的疗效往往并不满意，多需要联合用药。由于 XDR 细菌感染多发生于有严重基础疾病、免疫缺陷和（或）长期反复使用广谱抗菌药物的患者，导致预后差，成为当前细菌感染领域极为棘手的问题。最常见的 XDR 肠杆菌科细菌为肺炎克雷伯菌，其次为大肠埃希菌等。常见感染部位为肺部、尿路、腹腔、血流及皮肤软组织等。出现 XDR 肠杆菌科细菌感染的危险因素包括，严重原发病、老年人、近期使用广谱抗菌药物（特别是氟喹诺酮类和碳青霉烯类）、入住 ICU、血液肿瘤、实质脏器或造血干细胞移植（hematopoietic stem cell transplantation，HSCT）、外科大手术及留置导管及引流管等。XDR 肠杆菌科细菌可寄殖于肠道长达数月，导致耐药菌在医院内传播，部分可导致临床感染。治疗原则包括：①临床标本中分离到 XDR-GNB，首先应结合临床表现区分是感染还是定植，或者为混合感染的病原菌之一；②尽量根据药敏试验结果选择敏感抗菌药物，或选择呈中介或接近中介敏感或有较小抑菌圈的抗菌药物，大剂量联合治疗；③联合用药，XDR-GNB 感染常需联合使用抗菌药物；④根据药动学 / 药效学（PK/PD）原理优化给药方案，如增加给药剂量、延长时间依赖性 β- 内酰胺类抗生素的滴注时间；⑤肝、肾功能异常或老年患者，抗菌药物的剂量应适当减少，一些高血流动力学导致排泄快、高血容量患者需适当增加剂量；⑥抗菌药物治疗的疗程长短取决于感染的严重程度、患者的基础疾病、抗菌药物对 XDR 菌株的杀菌作用等多方面因素。多黏菌素类包括多黏菌素 B 及多黏菌素 E，多黏菌素类对各类 XDR-GNB 具良好体外抗菌活性，与碳青霉烯类、喹诺酮类、哌拉西林 - 他唑巴坦、替加环素、多西环素等抗菌药物联合大多表现为协同抗菌作用。临床应用需注意多黏菌素类存在明显异质性耐药，对鲍曼不动杆菌的防耐药突变浓度（mutant prevention concentration，MPC）高，因此，不推荐单独应用。该类药物的肾毒性及神经系统不良反应发生率较高，老年、肾功能减退等患者需注意肾功能监测。黏菌素每日剂量不超过 900 万 U（欧洲）或 300 mg（5 mg/kg）基质（美国）。多黏菌素 B 每日给药量为 1.5～2.5 mg/kg，分 2 次静脉滴注。黏菌素基质 30～60 mg 溶于 3～4 ml 0.9% 氯化钠溶液中每天 2 次雾化吸入，联合全身用药治疗 XDR 耐药菌肺部感染。同时，XDR-GNB 感染增多是抗菌药物选择压力、耐药基因水平传播和耐药克隆菌株传播共同作用的结果。必须将医院感染防控措施与抗菌药物临床应用管理相结合才能有效阻遏 XDR-GNB 传播、减少耐药菌感染。该患者住院期间出现 CRKP 的胆系感染，出现细菌入血产生脓毒血症和休克情况，及时行胆囊穿刺引流，选择基于多黏菌素的联合治疗方案，最终康复出院。

【总结】

该患者是一例多发伤长住院周期治疗过程中伴发 BSI 的病例，BSI 常伴有全身感染的症状，而由多重耐药菌株引起的 BSI 发病率逐年增加，早期充分的抗菌治疗是改善患者病情的关键。治疗过程中，应充分考量患者当地流行病学、可疑感染来源、免疫状态、既往抗生素接触情况。早期的病原学基因型或表型测试现在已经可以常规用于临床实践，有助于帮助识别和早期发现致病微生物的耐药性机制，进而优化患者的治疗。经验性抗感染的抗菌药物剂量应考虑到药物的药动学改变。当怀疑有多重耐药菌感染时，应明确增加治疗方案抗菌谱的必要性。对于出现血流动力学不稳定的重症患者，应立即进行感染源的识别和控制。本例患者治疗中使用了基于多黏菌素的联合治疗方案，疗效确切。此外从广谱抗菌药到窄谱抗菌药的降级可减少抗生素选择压力，临床实践中亦应加强抗菌药物的使用规范。

参考文献

［1］ Timsit JF, Ruppe E, Barbier F, et al. Bloodstream infections in critically ill patients: an expert statement. Intensive Care Med, 2020, 46(2): 266-284.

［2］ Gudiol C, Cuervo G, Carratala J. Optimizing therapy of bloodstream infection due to extended-spectrum beta-lactamase-producing Enterobacteriaceae. Curr Opin Crit Care, 2019, 25(5): 438-448.

[3] Niederman MS. Antibiotic use in sepsis: how and why less can really mean more (survival). Am J Respir Crit Care Med, 2021, 203(2): 157-158.

[4] Roimi M, Neuberger A, Shrot A, et al. Early diagnosis of bloodstream infections in the intensive care unit using machine-learning algorithms. Intensive Care Med, 2020, 46(3): 454-462.

[5] Liu VX, Wiens J. 'No growth to date'? Predicting positive blood cultures in critical illness. Intensive Care Med, 2020, 46(3): 525-527.

[6] Tamma PD, Aitken SL, Bonomo RA, et al. Infectious diseases society of america guidance on the treatment of extended-spectrum β-lactamase producing enterobacterales (ESBL-E), carbapenem-resistant enterobacterales (CRE), and pseudomonas aeruginosa with difficult-to-treat Resistance (DTR-P. aeruginosa). Clin Infect Dis, 2021, 72(7): e169-e183.

第十章 重症尿路感染

一、重症尿路感染的定义

尿路感染（urinary tract infection，UTI）是医院获得性感染的常见原因之一。UTI一般通过临床症状和尿液分析或培养为阳性即可诊断。在大多数患者中，细菌尿的阈值为1000菌落形成单位（clonal formation unit，CFU）/ml，是基于中段尿液标本与导管收集以证明膀胱细菌尿的相关研究而设定。高达20%的有典型泌尿系统症状的女性尿培养结果呈阴性。

导尿管相关性尿路感染（catheter-associated urinary tract infection，CAUTI）的诊断一般需要满足以下条件，分离不超过2种微生物，其中至少1种是尿液培养物中细菌≥10^5 CFU/ml。症状或体征必须包括以下至少1种，发热、体温过低、耻骨上压痛或全身体征（如精神状态改变或全身反应性炎症综合征）。排尿困难、尿频改变和尿急都不能作为诊断CAUTI的依据。患者必须在事件发生之日留置导尿管超过2天，或者在事件发生之日前一天经历过拔除导尿管。

无症状菌尿是指尿液中存在＞10^5 CFU/ml的常见尿路病原体，但没有任何临床症状。宿主和细菌都会影响无症状菌尿自发性消退或进展为症状性UTI。瑞典一项针对116例患有无症状菌尿的女性学生的研究显示，在基线检查时，肾实质缩小的比例为10.3%，而反流的比例为20.7%，但在116例患者中，只有30%有早期UTI的病史。

临床上，UTI分为单纯型和复杂型。单纯型UTI通常发生于其他系统正常且没有结构或神经系统异常者，这些感染可分为下尿路炎（膀胱炎）和上尿路炎（肾盂肾炎）。复杂型UTI是指存在影响尿路或宿主防御的因素有关的UTI，包括尿路梗阻、神经系统疾病引起的尿潴留、免疫抑制、肾衰竭、肾移植、妊娠和结石等异物的存在，留置导管或其他引流装置。UTI又可分为社区获得性UTI和医院获得性UTI。在医院内获得或住院治疗的患者的UTI通常是复杂型UTI。除大肠埃希菌外的泌尿病原体是致病微生物。在最近的一项研究中，与社区获得性UTI患者相比，医疗保健相关（非医院）UTI患者年龄较大，且合并症多，并且曾更频繁地接受过抗菌药物治疗。ESBL大肠埃希菌和铜绿假单胞菌感染也更常见。因此，来自疗养院的患者可被认为具有潜在患医院获得性UTI的风险。

重症尿路感染是指泌尿系统感染波及全身，出现脓毒症、脓毒性休克甚至多器官功能障碍。

二、重症尿路感染的流行病学

UTI是最常见的细菌感染疾病之一，每年影响全球1.5亿人。在美国，70%～80%（约100万例）的复杂型UTI可归因于留置导管，每年约有100万例，重症UTI发病率约占UTI的1/20。导管相关性UTI与发病率和病死率增加有关，是继发性血液感染的最常见原因。发生CAUTI的危险因素包括长期导管插入术、女性、老年人和糖尿病。医院内的UTI不仅导致严重的后果，而且还导致更高的经济成本和抗生素滥用。

三、重症尿路感染的病原学特点和高危因素

众所周知，UTI的发病机制有2种途径：一种是腔外通道即细菌在尿道周围区向膀胱扩散的通道；另一种是细菌从引流袋或导尿管中进入尿路。生物膜的形成促进了细菌的繁殖。大肠埃希菌是最常被分离的微生物，其他常见生物包括其他肠杆菌科细菌，如肺炎克雷伯菌、肠杆菌属、柠檬酸杆菌属及沙雷菌属。产脲酶的细菌，如奇异变形杆菌、斯图尔特普罗维登菌和摩根杆菌，以及其他革兰阴性菌，如铜绿假单胞菌和不动杆菌属等。革兰阳性菌包括凝固酶阴性葡萄球菌、粪肠球菌、金黄色葡萄球菌及B组β-溶血性链球菌也经常出现。念珠菌在某些人群中很常见，尤其是糖尿病患者或留置导管接受广谱抗菌药物的患者。Andreu等的结果显示，大肠埃希菌是最常见的非复杂性肾盂肾炎病原体（90%）和非复杂性膀胱炎病原体（86%）。然而，复杂型UTI有多种病因，其微生物学特征是，与急性非复杂型感染相比，感染微生物种类更为广泛，且耐药率更高。大肠埃希菌仍是重症UTI主要致病菌，其他革兰阴性杆菌如克雷伯菌、柠檬酸杆菌及肠杆菌占11%；铜绿假单胞菌占8%。革兰阳性菌在CAUTI中也有作用，其中D群链球菌占19%，金黄色葡萄球菌占4%。多菌性UTI占30%。其他微生物如酵母菌引起18%的UTI。Horcajada等于2013年发表了《比较社区、医院和医疗保健相关获得的住院患者UTI继发菌血症的不同病因》研究显示，ESBL的患者中铜绿假单胞菌较常见，医疗相关获得感染的患者中也有喹诺酮类耐药肠杆菌科。复杂型UTI患者常出现反复感染，且反复接受抗菌治疗。由于先前接触过抗菌药物，导致再感染或复发的微生物往往对抗菌药物的耐药性增加。此外，接受器械治疗的患者可能在医院感染，在这种情况下获得的细菌比在社区获得的细菌更有可能产生耐药性。因此，铜绿假单胞菌和酵母菌等更具耐药性的微生物合并感染经常出现。

任何干扰尿路排泄的因素都可能导致重症UTI。例如，梗阻性输尿管或尿道病变或神经源性膀胱患者可能无法实现膀胱完全排空。一些异常也可能使微生物更频繁地进入膀胱。一些器械如留置导管，有助于微生物通过逆行途径进入泌尿生殖系统。感染的持续性也与异物（如支架或导管）上的生物膜形成有关，或者与粪石的存在有关。导尿管是导致医院内UTI最重要的因素。在老年男性中，前列腺肥大引起梗阻和尿流紊乱，是导致UTI的主要因素。老年人慢性退行性神经系统疾病的发生率上升，如阿

尔茨海默病或脑血管意外，也通常伴有神经源性膀胱，这是导致长期护理机构老年人UTI发生率上升的主要因素。与膀胱炎相关的危险因素，包括女性、既往的UTI、性活动、阴道感染、糖尿病、肥胖和遗传易感性。

四、重症尿路感染的抗感染策略

症状性UTI的患者通常使用抗菌药物治疗，这些治疗可导致阴道和胃肠道正常微生物群的长期改变，并导致多药耐药微生物的产生。

对于有症状的菌尿，在开始使用抗生素和采集新的尿样之前，必须拔除或更换导尿管。选择合适的经验性治疗，同时考虑潜在的条件和当地的流行病学（MDR的风险）。碳青霉烯类药物应作为重症UTI患者的经验性抗生素选择，后续应根据病原学结果选择敏感性高且在泌尿系统中浓度高的抗生素进行治疗。如果怀疑为酵母菌感染，可给予一线抗真菌药氟康唑。只有在怀疑对氟康唑耐药时才推荐使用两性霉素B。最佳治疗时间通常为14天，但如果临床疗效好，可以缩短至5天。除非治疗开始72 h后临床症状无改善，否则无须进行后续尿液培养。

多耐药微生物是潜在的威胁，感染控制和治疗UTI可能成为挑战。如怀疑有多耐药微生物，不建议将哌拉西林/他唑巴坦作为CAUTI的经验性治疗。碳青霉烯类可用于单药治疗，但也有学者建议采用更高剂量的方案。其他选择包括多黏菌素和磷霉素。

Rodriguez-Baño等比较了碳青霉烯类药物与β-内酰胺类/β-内酰胺酶抑制剂组合（β-lactam/β-lactamase inhibitor combination，BLBIC）治疗ESBL大肠埃希菌引起的菌血症，发现碳青霉烯类药物和BLBIC对治疗尿源性菌血症的病死率无任何显著差异。对于碳青霉烯酶肠杆菌科的治疗，Tumbarello等进行了一项多中心队列研究，包括661例由碳青霉烯酶肺炎克雷伯菌引起的血液或非细菌性感染（如UTI）的成人患者，结果发现，至少有2种药物对分离物有体外活性的联合治疗可降低病死率。此外，当美罗培南MIC≤8 mg/L时，包含美罗培南的组合与显著更高的存活率相关。

因此，对于由多耐药微生物引起的UTI的治疗，我们建议考虑潜在疾病的严重程度、感染的严重程度、MIC值和临床反应来决定单药治疗还是双药治疗。当未出现严重症状时，可以采取单药治疗。只有在耐药频率高的情况下，MIC达到最佳，喹诺酮类药物和复方新诺明才能在最终治疗中安全使用。近年来，头孢他啶/阿维巴坦、头孢噻嗪/他唑巴坦等新药相继问世，其对多药耐药菌引起的UTI的治疗作用有待进一步研究。

有效治疗UTI需要尿中高浓度的抗菌药物。因为许多抗菌药物主要通过肾小球滤过和肾小管分泌物在尿液中排出。肾衰竭时，尿中抗菌药物浓度降低。因此，可能难以有效治疗中、重度肾衰竭患者的UTI。肾衰竭时，氨基糖苷类药物因其肾毒性而不能有效治疗UTI。超广谱头孢类和喹诺酮类药物可能是有效的，是首选的治疗方法。肾衰竭时应避免使用呋喃妥因，因为该药主要经肾脏排泄，造成血药浓度过高可导致周围神经病变。其他抗菌药物在肾衰竭中没有特别禁忌，但通常需要根据肾功能损害程度调整适当的剂量。在单侧肾衰竭患者中，尽管抗生素治疗有明显的初始反应，但受损的肾脏仍可能发生复发性感染。由于患侧肾灌注减少，导致患侧尿中抗菌药物浓度较低，无法有效治疗 UTI。而健侧肾的排泄功能正常，膀胱抗菌药物浓度足够。

五、临床病例分析

【病例简介】

患者既往有子宫颈癌病史，术后给予放射治疗和化学治疗后出现肾积水，行双 J 管置入术，后定期更换。2020 年 12 月 28 日最后一次更换导尿管后出现少尿，当地医院给予抗感染治疗并留置导尿，但抗感染效果不佳，遂至我院泌尿外科就诊，并住院治疗。住院治疗期间患者出现感染加重伴心力衰竭、急性肾功能不全等多器官功能障碍，入住 ICU 后，维持患者生命体征，改善患者器官功能，并根据病原菌积极抗感染治疗，保持尿路通畅，从源头上控制感染，后患者顺利出院。

【病例资料】

患者，女性，54 岁。因“发现少尿伴乏力 2 周余”于 2021 年 1 月 22 日入院。

【现病史】

患者 5 年前，因子宫颈癌行手术治疗，术后放化疗，放化疗后发现肾积水，行双 J 管置入术，后定期更换，已更换 5 年，上次更换双 J 管为 2020 年 12 月 28 日，2 周前出现少尿，当地医院给予抗感染治疗，留置导尿，因反复感染、乏力、少尿，至我院就诊。患者自发病来，食欲缺乏，睡眠差，小便如上，大便正常，体重无进行性下降。

【既往史】

高血压病史 2 年余，5 年前行子宫颈癌根治术。

【体格检查】

体温 36.8 ℃，脉搏 82 次 / 分，呼吸频率 15 次 / 分，血压 125/72 mmHg。意识清楚，对答可，双肺呼吸音清，未闻及明显湿啰音，心律齐，未闻及明显杂音，全腹软，无压痛反跳痛，双肾区无叩痛，双输尿管行径点无压痛点，留置导尿管。

【辅助检查】

血生化检查结果：尿素氮 9.38 mmol/L，肌酐 134 μmol/L，尿酸 432 μmol/L，B 型钠尿肽（BNP）：154 pg/ml。

【诊疗过程】

入院后给予积极抗感染治疗，1 月 25 日中午患者出现气促，并进行性加重，伴不能平卧，吸氧 5 L/min，SpO_2 97%，近日尿量 700～1000 ml，前一日白天尿量 1100 ml，查肌酐 334 μmol/L，较入院时明显升高，BNP 754 pg/ml 亦较前升高，考虑慢性肾功能不全急性加重，急性左心衰竭可能，请心内科、肾内科、呼吸科会诊，给予补钾、降压、治疗心力衰竭等，后未见明显好转，患者病情较重，请 ICU 会诊后转入 ICU 继续治疗。入 ICU 后密切监测生命体征，建立血液透析通路，予以 CRRT 治疗；完善入科化验检查以指导治疗；给予镇静减少肺部渗出（吗啡）、扩血管（硝酸甘油）、积极抗感染（美罗培南）等治疗。患者入科后感染指标高，予以血必净等抗炎。尿培养结果提示白假丝酵母，加用氟康唑。因患者心力衰竭、肾衰竭、胃肠道等多器官功能障碍，予以辅酶 Q10 营养心肌，吗丁啉、杜密克、西甲硅油等促进胃肠道蠕动，降低腹内压，持续 CRRT 清除炎症因子，行液体管理，减轻心脏负荷。1 月 28 日发现患者膀胱内絮状物较多，导尿管堵塞，予以更换导尿管，持续膀胱冲洗，并再次留取尿常规、中段尿培养等。考虑患者为尿路感染，与泌尿外科沟通后行双 J 管置换术，手术顺利。术后 3 天，患者生命体征平稳，感染指标下降，心功能及肾功能好转，转回普通病房，于 2 月 4 日患者顺利出院。

【分析与讨论】

患者，54 岁女性，因“发现少尿伴乏力 2 周余”入院。既往有子宫颈癌病史，放疗、化疗后发现肾积水，定期更换双 J 管，但反复出现 UTI，且抗感染治疗效果不佳，故至我院就诊。住院治疗期间患者感染加重，出现多器官障碍，后转至 ICU 治疗。入 ICU 后考虑患者重症 UTI，首先根据可能的病原学予以积极抗感染治疗，行病原学检查，并与外科医师沟通后予以行双 J 管置换术控制感染源，积极维持器官功能，经综合治疗后患者顺利出院。女性是 UTI 的高发人群，重症 UTI 首先需要保持尿路通畅，控制感染源。抗感染治疗需尽早开始经验性广覆盖，再降阶梯治疗，选择抗菌药物时需要考虑泌尿系统常见的病原菌，并根据病原学检查结果调整抗感染方案，同时，考虑选择在泌尿系浓度较高的抗菌药物。此外，做好全身器官功能支持。

【总结】

1．重症 UTI 需要保持尿路通畅，及时清除感染源。

2．重症 UTI 抗感染策略遵循重症感染抗感染治疗的基本原则，即“重拳猛击原则”和“降阶梯治疗”。

3．重症 UTI 出现多器官功能障碍时，需积极维持器官功能，防止器官功能进一步恶化。

参 考 文 献

[1] Vasquez V, Ampuero D, Padilla B. Urinary tract infections in inpatients: that challenge. Rev Esp Quimioter, 2017, 30(Suppl 1): 39-41.

[2] Flores-Mireles AL, Walker JN, Caparon M, et al. Urinary tract infections: epidemiology, mechanisms of infection and treatment options. Nat Rev Microbiol, 2015, 13(5): 269-284.

[3] Geerlings SE. Clinical presentations and epidemiology of urinary tract infections. Microbiol Spectr, 2016, 4(5): 1-11.

[4] Finucane TE. ‘Urinary tract infection’ and the microbiome. Am J Med, 2017, 130(3): e97-e98.

[5] Li F, Song M, Xu L, et al. Risk factors for catheter-associated urinary tract infection among hospitalized patients: A systematic review and meta-analysis of observational studies. J Adv Nurs, 2019, 75(3): 517-527.

[6] Olin SJ, Bartges JW. Urinary tract infections: treatment/comparative therapeutics. Vet Clin North Am Small Anim Pract, 2015, 45(4): 721-746.
[7] Rowe TA, Juthani-Mehta M. Diagnosis and management of urinary tract infection in older adults. Infect Dis Clin North Am, 2014, 28(1): 75-89.
[8] Mclellan LK, Hunstad DA. Urinary tract infection: pathogenesis and outlook. Trends Mol Med, 2016, 22(11): 946-957.

第十一章　恶性肿瘤合并重症感染

一、恶性肿瘤合并重症感染的定义

恶性肿瘤患者是一组特殊的疾病人群，是世界范围内患者死亡的主要原因之一。恶性肿瘤患者由于免疫功能低下，炎症的症状和体征常不明显，病原菌及感染灶也不明确，感染易进展为重症感染。恶性肿瘤合并重症感染指基础疾病为恶性肿瘤的患者发生的有明确致病菌，包括细菌、病毒、真菌的感染，且机体存在对感染的反应失调而导致危及生命的器官功能障碍。

二、恶性肿瘤合并重症感染的流行病学

在中国，随着人口的快速增长和社会经济的发展，恶性肿瘤的发病率亦有所上升。重症感染是恶性肿瘤患者的重要死亡原因。据统计，2020 年我国有 1 447 470 079 例恶性肿瘤患者，其中新发 4 568 754 例，死亡 3 002 899 例。恶性肿瘤患者发生重症感染的概率约为无恶性肿瘤患者的 10 倍，每千人恶性肿瘤中有 16.4 例存在脓毒症休克。美国的一项大型回顾性研究分析了 2014 年发生的 173 690 例重症感染病例，发现其中共 34 229 例（19.7%）合并恶性肿瘤。另一研究显示，超过 20% 的重症感染住院患者与恶性肿瘤相关。恶性肿瘤患者发生重症感染的概率与肿瘤类型相关。血液系统恶性肿瘤患者的脓毒症休克发生率几乎是实体瘤患者（如结肠癌或乳腺癌）发生率的 9 倍。我国一项重症感染横断面调查中，42 例（1.8%）患者合并血液系统恶性肿瘤，且合并血液系统肿瘤的重症感染患者病死率更高。而恶性肿瘤患者与非恶性肿瘤患者感染最大的危险因素在于前者易发生中性粒细胞减少症。10%～50% 的实体瘤患者和超过 80% 的血液系统恶性肿瘤患者在至少 1 个疗程化学治疗后会发生与中性粒细胞减少症有关的发热。

恶性肿瘤给患者及其家属带来极大的经济负担，罹患重症感染的恶性肿瘤患者的住院总费用更是比无重症感染的恶性肿瘤患者高近 3 倍。另外，合并恶性肿瘤的重症感染患者出院后 30 天内再入院率为 23.2%，而无恶性肿瘤的重症感染患者再入院率为 20.1%。恶性肿瘤合并重症感染患者的高再入院率，加重了患者负担。因而，系统性识别恶性肿瘤发生重症感染的高危因素、病原学特点，有助于早期诊断、预防疾病进展。

三、恶性肿瘤合并重症感染的病原学特点和高危因素

（一）恶性肿瘤合并重症感染的病原学特点

1. 细菌感染　恶性肿瘤患者，尤其是血液系统肿瘤患者，常伴有中性粒细胞减少症。成人中性粒细胞减少症指外周血中性粒细胞绝对计数（absolute neutrophil count，ANC）$<2\times10^9$/L，ANC$<0.5\times10^9$/L 称为中性粒细胞缺乏症；ANC$<0.1\times10^9$/L 称为严重中性粒细胞缺乏症。中性粒细胞减少症患者中，革兰阴性菌是最常见的病原体，但随着预防性和经验性抗菌治疗增多，革兰阳性菌引起的感染也日益增多，且高达 10%～15% 的细菌感染为多种细菌混合感染，最常见于肠道或下呼吸道感染（lower respiratory tract infection，LRTI）的患者。我国血液病中心报道，恶性肿瘤患者感染的致病菌早年以革兰阴性菌为主，但从 20 世纪 90 年代末起，革兰阳性菌感染率逐渐上升，2000—2004 年革兰阳性菌感染率＞50%，近年来，革兰阳性菌感染率处于相对稳定状态。这种变化可能与 20 世纪 90 年代末，第 3、4 代头孢菌素及碳青霉烯类等广谱抗菌药物的应用增加相关。目前，我国恶性肿瘤患者感染常见的革兰阴性菌包括大肠埃希菌、肺炎克雷伯菌、铜绿假单胞菌、鲍曼不动杆菌、嗜麦芽窄食单胞菌；常见革兰阳性菌包括凝固酶阴性葡萄球菌、金黄色葡萄球菌（包括 MRSA）、肠球菌［包括耐万古霉素肠球菌（Vancomycin-resistant *Enterococcus*，VRE）］、链球菌属。新近研究显示，实体恶性肿瘤患者重症感染以鲍曼不动杆菌最为常见，其次为肺炎克雷伯菌、铜绿假单胞菌、金黄色葡萄球菌。

草绿色链球菌感染在重症感染中发生率也越来越高，通常黏膜或肠道移位，在中性粒细胞减少症患者中可引起脓毒症休克。草绿色链球菌通常对 β- 内酰胺类药物敏感，但耐药微生物一直在增加，高达 30%～40% 的分离株对头孢菌素类和 ESBL 类抗生素耐药。因此，相关临床指南建议在中性粒细胞减少症患者相关的重症感染且出现临床生命体征不稳定时添加万古霉素，以涵盖草绿色链球菌感染。近年，耐药菌如 VRE 的感染亦呈上升趋势。艰难梭状芽胞杆菌引起的结肠炎在恶性肿瘤患者中也不少见，且症状更重，易导致重症感染。另外，少见革兰阳性菌感染如奴卡菌常见于同种异体骨髓移植受者移植术后第一年。

肠杆菌科是中性粒细胞减少症患者中最常见感染的革兰阴性菌，其中大肠埃希菌和克雷伯菌属居首位。铜绿假单胞菌感染约占革兰阴性菌感染的 20%，且病死率高。另外，多重耐药菌感染，尤其是产 ESBL 的革兰阴性细菌感染和 CRE 细菌感染呈上升趋势，这可能与初始抗生素治疗不足有关，进而导致病死率增加。这些细菌感染在全球不同区域的流行程度各不相同。长期住院和抗生素的使用与 ESLB 和 CRE 等耐药微生物的定植和感染有关。

2. 病毒感染　实体恶性肿瘤或血液系统恶性肿瘤患者接受化疗后，单纯疱疹病毒（herpes simplex virus，HSV）和水痘带状疱疹病毒（varicellazoster virus，VZV）

的再激活较为常见。免疫抑制剂如阿仑单抗、硼替佐米、氟达拉滨、抗胸腺细胞球蛋白（antithymocyte globulin，ATG）和高剂量类固醇等药物与病毒再激活的高风险有关。HSV 感染可诱发致命的急性重型肝炎，临床应警惕。流感病毒也是恶性肿瘤患者常见的病毒学病原体。血液系统恶性肿瘤合并重症感染患者中，约有 10.75% 合并流感病毒感染，实体恶性肿瘤合并重症感染患者中，约有 5.2% 合并流感病毒感染。另外，CMV 或 EB 病毒（Epstein-Barr virus，EBV）引起的临床感染也偶发于恶性肿瘤移植术后人群。

3. *真菌感染*　临床上常见的真菌病原微生物包括酵母菌（主要是念珠菌）、霉菌（曲霉属、毛霉菌属和其他罕见霉菌）、地方性真菌、隐球菌及肺孢子虫。中性粒细胞减少症的严重程度增加和持续时间延长［侵袭性真菌感染（invasive fungal infection，IFI）发生在中性粒细胞减少症持续 2 周以上］、难治性血液病、长期使用类固醇和既往多种细胞毒性治疗将导致 IFI 如曲霉菌、毛霉菌的风险大大增加。北美洲对接受 HSCT 患者 IFI 的 2 项大型多中心监测研究显示，侵袭性念珠菌病是仅次于侵袭性曲霉病的第二常见真菌感染。念珠菌通常在胃肠道定植，并可在癌症患者中引起一系列感染，从皮肤黏膜病变（鹅口疮）、念珠菌血症，甚至组织侵入性感染，如肝脾念珠菌病。长期中性粒细胞减少症、高剂量类固醇使用、留置中心导管、全胃肠外营养（total parenteral nutrition，TPN）和黏膜屏障损伤（mucosal barrier injury，MBI）患者的播散性念珠菌病风险增加。侵袭性念珠菌病与显著的发病率和病死率相关。另外，肺孢子虫肺炎在恶性肿瘤中也是一种罕见的感染，需要警惕。在对接受 HSCT 患者 IFI 情况的前瞻性研究中，肺孢子虫感染的发生率为 2%。在实体肿瘤接受器官移植患者中，肺孢子虫病常表现突发的发热、气短和刺激性咳嗽，伴有间质性肺浸润，发生率约为 5%。

侵袭性真菌疾病（invasive fungal diseases，IFD）因为临床症状、影像学检查和培养物的敏感度和特异度较低，其诊断难度大。即使真菌培养为阴性，组织镜检见菌丝即可诊断。然而，由于恶性肿瘤合并重症感染患者群体常伴有血小板减少症，其组织标本难以获取。其他真菌生物标志物，如半乳甘露聚糖、β-D- 葡聚糖和 PCR，也被开发用于诊断评估。半乳甘露聚糖是一种多糖，构成大多数曲霉属物种的细胞壁以及其他霉菌（但不包括毛霉菌属）的细胞壁。商业检测方法利用酶联免疫吸附分析（enzyme linked immunosorbent assay，ELISA）来检测临床标本［包括血清、支气管肺泡灌洗（bronchoalveolar lavage，BAL）和高危人群的脑脊液样本］中这种多糖的存在，即半乳甘露聚糖抗原（galactomannan，GM）试验。利用血清标本开展 GM 试验可能比胸部或鼻窦的 CT 扫描更早地识别侵袭性曲霉病，但在不同的研究中敏感度差异很大。然而，BAL 液的 GM 试验通常对侵袭性肺曲霉病的检测敏感度高达≥80%。1，3-β-D- 葡聚糖也是一种细胞壁成分，存在于多种真菌生物中，包括念珠菌、肺孢子虫和曲霉属，但不包括隐球菌和毛霉菌属。真菌相关的特异性生物标志物仍有待开发，以期为高危人群的真菌感染进行早期诊断、早期治疗，改善预后。

4. *其他*　由于需要频繁抽血和静脉给药，以及一些药物对小血管存在腐蚀性影响，许多需要化疗的恶性肿瘤患者通常需要留置中心静脉导管。因此，中心静脉相关性血流感染（central venous-associated bloodstream infection，CLABSI）是发热性中性粒细胞减少症患者中最常见的感染。为了确定导管是否是感染源，应从外周静脉穿刺点和每个导管腔中获取血液标本进行培养。中心静脉导管血标本的阳性时间较外周静脉更短（≤2 h），则表明导管是 BSI 的来源。引起 CLABSI 最常见的病原菌为革兰阳性菌，尤其是凝固酶阴性葡萄球菌和金黄色葡萄球菌，革兰阴性菌和念珠菌感染次之。是否需要移除导管取决于临床表现（主要为患者血流动力学情况）、导管类型及感染的病原体类别。由金黄色葡萄球菌、假单胞菌或念珠菌引起的感染需要移除导管。如果出现隧道感染迹象，也应移除导管。

结核杆菌或非结核分枝杆菌好发于恶性肿瘤接受移植的患者。在结核病高发国家，接受 HSCT 患者易受结核杆菌或非结核分枝杆菌感染，其中，约 20% 发生于自体移植受者中。而在发达国家，实体恶性肿瘤接受器官移植患者的结核病患病率为 1.2%～6.4%，但在结核病高发国家，其患病率可能高达 15%。在肺移植受者非结核分枝杆菌感染中，鸟分枝杆菌复合体分离率最高（69.8%），其次是脓肿分枝杆菌（9.4%）和戈登分枝杆菌（7.5%）。

（二）恶性肿瘤合并重症感染的高危因素

肿瘤人群发生重症感染的风险受多种因素影响，特别是肿瘤的类型、涉及的部位、治疗方案和中性粒细胞减少症。另外，治疗相关如长期使用留置血管导管、化疗引起的黏膜炎、频繁使用抗菌药物，患者个人特征如肥胖、年龄、营养不良，并发症如糖尿病、慢性肺病、慢性肾病及慢性肝病等也是需要考虑的重要因素。总体感染风险水平与患者的原发病严重程度和各种危险因素累积风险值有关。中性粒细胞减少症仍是恶性肿瘤患者重症感染最重要的危险因素，随着中性粒细胞减少的严重程度和持续时间的增加，感染的发生率也随之上升。在过去的 60 年里，细胞毒性化疗一直是许多癌症治疗的支柱，它已明确与感染风险增加相关。许多细胞毒性剂干扰肿瘤细胞的存活和复制，但它们同时作用于骨髓的骨髓增殖细胞，导致中性粒细胞减少症。中性粒细胞减少症通常发生在细胞毒性化疗后约 1 周，从而使机体易于感染。接受实体肿瘤化疗的患者通常会出现持续不到 7 天的中性粒细胞减少症。因此，与恶性血液系统肿瘤患者相比，感染风险相对较低。接受 HSCT 及调理治疗或接受血液恶性肿瘤化疗的患者的中性粒细胞减少症可能持续 14 天或更长时间，由之伴随着感染风险增加。

潜在的恶性肿瘤本身会使患者容易感染。考虑到所涉及细胞的性质，血液恶性肿瘤患者感染的风险更高。血液恶性肿瘤通常表现为单核细胞系的异常细胞的增殖，而这些细胞的功能受损，不能发挥正常免疫调节作用。实体器官肿瘤也会使患者容易受到感染。无菌部位屏障破坏导致感染或非无菌部位肿块导致正常开放腔阻塞成为潜在的感染源。例如，涉及或靠近胆道树的肿瘤，引起胆道梗阻，可能导致胆管炎。恶性肿瘤通过肠腔侵入，使细菌扩散到无菌空间（如腹膜）。导致阻塞性肺炎后的支气管阻塞可能是肺癌的后遗症。阻塞尿道的肿瘤可能与上 UTI 有关。化疗和放疗都会损伤口腔和胃肠道的细胞，导致 MBI 或黏膜炎。由于组织破坏和细胞死亡引发强烈的炎症反应，MBI 本身会引起发热。结合中性粒细胞减少症，MBI 还创造了细菌移位和局部感染或细菌血症的机会，这些细菌在口腔和胃肠道中定居。MBI 通常在接受细胞毒性化疗后 7～10 天出现。

四、恶性肿瘤合并重症感染的抗感染策略

恶性肿瘤重症感染患者的诊治需要团队决策是早期诊断，早期治疗，并实时监测疗效。团队应由血液科医师、ICU 医师、感染科医师、护士、药剂师等组成。建立管理恶性肿瘤重症感染患者的团队有多种好处，包括制定针对所在机构的特定指南，优化恶性肿瘤患者抗微生物治疗，减少耐药病原体的出现，控制成本，减轻患方负担。某肿瘤医院制定并实施一套医院管理临床路径识别恶性肿瘤患者的重症感染（感染合并 2 个及以上 SIRS 体征或休克），发现加入临床路径的患者早期识别患者与未参与临床路径患者相比更早的获得抗生素治疗，抗生素治疗的有效率更高，脓毒症相关病死率显著降低，且住院整体花费更低。

（一）抗细菌治疗

2016 年 SSC 中抗感染策略也适用于恶性肿瘤重症感染患者，即早期（1 h 内）给予广谱抗菌药物（单药或联合）进行经验性抗感染治疗，以覆盖所有可能的病原体，在抗感染前留取血培养或感染灶液体培养标本，待药敏试验结果回报及时调整治疗。对于经验性抗感染治疗，建议临床医师应结合患者年龄、体重、感染部位、基础疾病、发病情况、发病场所、既往抗菌药物史等资料进行综合分析，评估可能的致病病原体，同时需考虑耐药菌感染的风险。

在重症感染的肿瘤患者中，尽早拔出导管和更换注射部位或其他清除感染灶的措施对降低总体病死率有利。β- 内酰胺类是抗菌疗法的基石。对于发病近几个月内未经历抗菌治疗患者，若既往无耐药菌定植记录，且此次感染不考虑耐药菌，应首选哌拉西林 / 他唑巴坦抗感染治疗。既往有青霉素或氨基青霉素过敏史的患者，初始治疗可选用氨曲南，美罗培南或亚胺培南 / 西司他丁。可能存在 MRSA 和耐氨苄西林的肠球菌感染者，抗感染治疗可加用糖肽类（如替考拉宁）以扩大抗菌谱。如果感染发生于 MRSA 感染率＞20% 的环境中，应考虑使用替考拉宁作为初始经验性治疗。在 VRE 流行地区，可以考虑氨苄西林或哌拉西林治疗，因为 VRE 通常对氨基青霉素敏感，反之，耐青霉素类的肠球菌通常对糖肽治疗敏感。有持续性发热但无明确来源、血流动力学不稳定的中性粒细胞缺乏患者，其抗菌方案应扩展至能覆盖耐药性革兰阴性菌、革兰阳性菌、厌氧菌及真菌。初始治疗可采用碳青霉烯类（如亚胺培南或美罗培南）联合氨基糖苷类（如环丙沙星、氨曲南或万古霉素）。达托霉素对革兰阳性菌 BSI 和导管相关感染作用较强，但对呼吸道感染治疗意义不大，因达托霉素受肺表面活性物质的抑制，在肺组织中无活性。有 ICU 住院史和长时间类固醇暴露史的患者，合并呼吸功能不全和高乳酸脱氢酶（lactic dehydrogenase,

LDH）水平等高危因素，可考虑给予甲氧苄啶 / 磺胺类抗肺孢子虫病治疗。许多恶性肿瘤患者有多种药物联合治疗，尤其是细胞毒性药物，可能伴肾功能受损和骨髓抑制，异基因干细胞移植也可能导致患者肝功能受损。而抗感染药物只有在以最佳剂量及最适给药时长治疗时，感染才能得到最好的控制。此时，在抗生素应用过程中开展血常规、血药浓度监测、肝肾功能监测等以确保治疗达到最佳效果，且尽可能减少不良反应，显得尤为重要。

实体肿瘤患者在有效的抗菌治疗后，抗感染疗效将在 2 天内出现（如体温恢复正常），而血液系统恶性肿瘤患者则可能会继续发热，长达 5 天。对于仍有发热但病情稳定的患者，在治疗的前 4 天无须更改经验性抗感染治疗。若第 5 天仍持续发热，应重新全面筛查感染部位，致病病原体，若仍原因不明，应加用经验性抗真菌治疗。连续无发热 3 天后可开始降阶梯治疗。但如果出现复发发热，应立即重新开始抗菌治疗。适当的抗菌药物应用应持续至少整个中性粒细胞缺乏期间（直至 $ANC>0.5\times10^9/L$）。对于由金黄色葡萄球菌、铜绿假单胞菌或分枝杆菌所引起的导管相关性 BSI，在拔除导管的同时全身应用抗菌药物治疗至少需要 14 天。

降阶梯治疗是为重症感染患者抗感染治疗过程中避免广谱抗生素过度使用及防止细菌耐药之间寻找可能的平衡点。分别在美国和法国开展的 2 项研究中，对肿瘤患者重症感染的经验性抗生素的降阶梯治疗进行了调查，发现其不会加重患者 ICU 病死率或不良临床事件发生率。

（二）抗真菌治疗

经验性抗真菌治疗常导致过度使用抗真菌治疗，因而需严格把控抗真菌治疗标准。中性粒细胞减少症患者在抗细菌治疗的第 4～7 天仍持续发热或出现反复发热需加用经验性抗真菌治疗。恶性肿瘤患者伴有长期中性粒细胞减少症通常已接受预防性抗真菌药物治疗，如针对酵母菌属的三唑类药物（氟康唑）或针对真菌的泊沙康唑或伏立康唑。应常规进行药物监测，尤其是伏立康唑峰浓度，以免引起治疗相关的不良反应（如神经系统症状或肝酶升高）。若患者肾功能受损，则伊沙康唑可替代静脉内伏立康唑或泊沙康唑治疗真菌感染。在血液 / 肿瘤性中性粒细胞减少症患者中，念珠菌属引起的重症感染最常见，棘白霉素类抗真菌药物（阿尼芬净，卡泊芬净或米卡芬净）可作为全身抗真菌感染的初始疗法。如果患者曾接受真菌活性剂（如泊沙康唑或伏立康唑）或氟康唑预防真菌感染，则推荐脂质体两性霉素 B 作为初始疗法。对于侵入性曲霉病的治疗，建议大剂量卡泊芬净治疗。此外，有研究显示，对于侵入性曲霉病的治疗，与伏立康唑单药治疗相比，伏立康唑联合阿尼芬净治疗，患者 6 周生存率有所改善。但是，我们目前仅建议将伏立康唑和阿尼芬净联合治疗作为脂质体两性霉素 B 治疗侵入性曲霉病无效后的最终方案。

抗真菌治疗过程中连续收集的血培养对中性粒细胞减少的可疑侵袭性真菌病患者的治疗非常重要，检测可能的血液感染以重新评估治疗方法。抗真菌治疗应在血培养阴性且无新发感染部位出现后继续进行 2 周。

（三）抗病毒治疗

抗病毒治疗药物疗效有限，恶性肿瘤患者病毒感染仍建议以预防为主。对于需要治疗的恶性肿瘤患者及其护理人员和家庭密切接触者，建议每年接种灭活流感疫苗。流感或疑似感染引起的症状，患者应立即给予神经氨酸酶抑制剂（如奥司他韦、扎那米韦或帕拉米韦）进行有效治疗。由其他呼吸道病毒引起的感染在该人群中很常见，应建议患者尽量避免接触疾病。治疗主要是支持性护理，包括呼吸道合胞病毒感染；因为对于恶性肿瘤尤其是移植后人群，通常不建议使用利巴韦林和（或）免疫疗法。对于 HSV 和（或）VZV 病毒血清阳性的患者，可以考虑使用阿昔洛韦、伐昔洛韦或泛昔洛韦进行预防。

五、临床病例分析

病例 1

【病例简介】

血液系统恶性肿瘤患者化疗或免疫治疗后易发生中性粒细胞缺乏，由于免疫功能低下，病原菌培养阳性率低，如未及时恰当的抗菌药物治疗，感染相关病死率极高。细胞因子释放综合征（cytokine release syndrome，CRS）患者感染风险很高，多数感染发生在嵌合抗原受体 T 细胞（chimeric antigen receptor T，CAR-T）输注早期，CRS 的严重程度是感染的最重要的危险因素。CRS 的免疫抑制疗法可掩盖一些感染的征象，从而延迟感染的诊断和治疗。如果怀疑患者感染，应快速开始经验性抗菌治疗。本例患者在 CAR-T 细胞治疗后即出现感染征象，立即给予经验性抗感染覆盖革兰阳性菌、革兰阴性菌、真菌。根据患者治疗过程中症状、体征的变化，可为临床用药提供一定指导。但本例患者因 CRS 4 级，多器官功能衰竭，最终死亡。

【病例资料】

患者，女，63 岁，因“确诊淋巴瘤 7 年，右小腿肿物 10 个月余。”于 2019 年 8 月 28 日入院。

【现病史】

患者 2012 年 2 月因左侧乳腺肿块就诊，2012 年 2 月 3 日行左侧乳腺肿块切除术，病理示非 Hodgkin 淋巴瘤，弥漫大 B 细胞性。术后给予 6 次一线 RCHOP 方案化疗（最后一次为 2012 年 6 月 20 日），自述疗效评估为完全缓解（complete response，CR）（具体报告未见）。此后患者医院随访，长期服中药调理。2018 年 9 月右小腿内踝上部外伤后持续疼痛，后出现紫红色硬红斑，皮温略高，皮肤逐渐隆起，患者于某医院就诊，拟诊“丹毒”，给予抗感染等治疗，未见明显好转。患者 2018 年 12 月为进一步诊治至我院就诊，2019 年 1 月行皮肤病理活检示表皮基本正常，真皮胶原间较弥漫异形淋巴样细胞浸润，细胞体积大，核不规则，部分有核仁，病理诊断符合“淋巴瘤”。荧光原位杂交（fluorescence in situ hybridization，FISH）检测B细胞白血病-淋巴瘤（B-cell leukemia-lymphoma，Bcl）-2、Bcl-6、原癌基因*c-myc*均阴性。NGS检出TNFAIP3突变。放疗科会诊考虑右小腿病灶范围较大，化疗间隙较长，放疗指征，建议化疗后根据病灶退缩情况再考虑局部放疗。2019年2月20日行骨髓检查，流式结果见2.88%异常成熟B细胞，2019年2月20日、3月15日、4月8日、5月6日予以二线R2-ICE方案化疗，具体用药：美罗华600 mg（d0），来那度胺25 mg（d1～10），异环磷酰胺2 g（d1～3），依托泊苷170 mg（d1～3），卡铂400 mg（d2），患者自觉右小腿皮肤病灶范围明显缩小。5月16日查PET/CT示，右侧小腿远段皮下及肌肉间隙软组织灶，代谢轻度增高，结合病史考虑淋巴瘤所致；左肺上叶舌段片状渗出，代谢轻度增高，考虑炎性病变；脊柱退行性变；全身骨髓代谢弥漫性增高，考虑骨髓增生活跃所致。疗效评估为部分缓解。后患者右小腿病灶再次增大，7月5日超声显示，右侧小腿内侧临床所指处皮下软组织内可见一大小约80 mm×34 mm团块，考虑疾病进展。并行右侧小腿穿刺活检行病理及NGS检查，病理符合弥漫大B细胞淋巴瘤，非生发中心型，免疫组织化学检查结果CD20（+），CD79a（+），CD10（−），Bcl-2（100%+），Bcl-6（少量弱+），*c-myc*（90%+），MUM-1（80%+），Ki-67（90%+），CD19（+），CD22（+），PD-1（肿瘤细胞−，肿瘤浸润淋巴细5%+），PD-L1｛22C3｝（TPS=3%，CPS=5），PD-L1｛22C3｝阳性对照（+），CD3（−），CD5（−），CD21（−），Cychn D1（−），CD30（−）；EB病毒原位杂交检测EBER（−）；FISH结果Bcl-2、Bcl-6、*c-myc*、TP53均阴性。考虑Bcl-2/*c-myc*双表达，Bcl-6无过表达。7月5日起予以三线R-Gemox方案化疗，具体为：美罗华600 mg（d0），吉西他滨1.7 g（d1），奥沙利铂220 mg（d1），出院后无发热、咳嗽、咳痰等症状。7月患者出现全身乏力，右下肢肿胀伴皮温升高。7月30日彩超示，于右侧踝关节临床所指处肌层内可见一个混合性回声，面积约108 mm×36 mm，故三线化疗疗效评估为疾病进展（progressive disease，PD）。8月6日行自体T细胞采集，共采集200 ml后出院。8月24日返院拟行CAR-T治疗，入院后完善相关检查，给予镇痛对症治疗，因患者使用医保卡办理住院，不符合CAR-T治疗临床试验的流程，于8月8日办理出院，使用自费卡重新办理入院。此次为行CAR-T治疗入院。患者意识清，精神可，睡眠可，胃纳可，二便如常，无盗汗，3天内无连续发热>38 ℃，无6个月体重减轻>10%。

患者入院后完善各项检查，于8月28日给予FC方案预处理，具体为：注射用磷酸氟达拉滨52.2 mg（d1～3），注射用环磷酰胺870 mg（d1～3），同时辅以止吐、护胃、水化、碱化尿液治疗，9月2日予回输CAR-T细胞68 ml，回输夜间出现发热，给予散利痛对症处理，同时给予万古霉素+美罗培南+卡泊芬净预防感染，体温较前降低，9月3日体温仍反复升高，IL-6 386.001 pg/ml较前升高，考虑CRS 1级，对症退热支持治疗，9月4日体温最高40.2 ℃，考虑CRS 1级，给予雅美罗536.8 mg处理，9月5日出现呕吐、腹泻，给予止泻、止吐处理。体温仍反复升高，IL-6指标继续升高，于9月6、7日给予雅美罗处理，9月7日下午突然出现癫痫发作伴意识丧失，伴SpO_2偏低，血压偏低，给予双水平气道正压（bi-phasic positive airway pressure，BiPAP）辅助通气，后血压，SpO_2 仍波动，考虑患者为 CRS 3 级，表现为发热、低血压、低氧血症、靶器官损害（心力衰竭、SIRS、急性肾功能不全、阻塞性通气障碍、急性呼吸衰竭、四肢微循环受限、多器官功能衰竭），CRES 4 级，表现为癫痫、昏迷、急性脑病综合征，9 月 8 日予甲泼尼龙抗炎 1 g 冲击治疗降低免疫反应、DA 升压、咪达唑仑镇静、气管插管呼吸机辅助呼吸等治疗。患者病情危重，转入我科。

【既往史】

否认高血压、冠心病、糖尿病、结核、乙型肝炎等病史。

【体格检查】

气管插管、球囊控制呼吸下平车推入，监护仪显示：HR 118 次 / 分，血压 101/56 mmHg，呼吸频率 19 次 / 分，经皮末梢 SpO_2 100%，体温 38.9 ℃。咪达唑仑镇静中，意识无法评估，发育正常，营养中等，头颅无畸形，面部皮纹正常存在，双瞳瞳孔等大，直径 2.5 mm，对光反射存在，球结膜无肿，睑结膜无苍白，鼻腔无渗出，口唇无发绀，气管插管在位，右侧颈静脉置管在位，局部皮肤轻度红，无明显肿胀，甲状腺不大，胸廓无明显畸形，无胸部静脉曲张，无心前区异常隆起，双侧呼吸活动一致，双侧呼吸音粗糙，无明显湿啰音，心音低钝听不清，腹部平软，肠鸣音 3 次 / 分。全身散在瘀点、瘀斑，双下肢色素沉着，右下肢 10 cm×17 cm 肿块，右下肢 1.5 cm×1.5 cm 结痂，右下肢 3 cm×3.5 cm 结痂。

【辅助检查】

2019 年 9 月 9 日检查，CRP 3.99 mg/dl；凝血功能检查结果：APTT 34.6 秒；血生化检查结果：ALT 367 IU/L，AST 682 IU/L，总胆红素 18.9 μmolL，白蛋白 41 g/L，肌酐 109 mmol/L，钠 145 mmol/L，钾 3.22 mmol/L，氯 89 mmol/L；氨基末端 B 型利钠肽前体 30 248.01 pg/ml；血常规检查结果：WBC 2.00×10^9/L，中性粒细胞计数 1.50×10^9/L，Hb 70 g/L，血小板计数 32×10^9/L；肌钙蛋白 I 6.79 ng/ml。

【诊疗过程】

患者病情危重，于 2019 年 9 月 9 日转入重症一病区继续治疗。入科后考虑患者存在 SIRS，多脏器功能衰竭，给予经口气管插管接呼吸机辅助通气，NE＋肾上腺素＋DA 维持循环；美平＋万古霉素＋卡泊芬净抗感染；甲泼尼龙抗炎，丙种球蛋白调节免疫；红细胞纠正贫血，血小板纠正血小板降低；FIB、人凝血酶原复合物、血浆纠正出凝血异常；谷胱甘肽＋思美泰＋多烯磷脂酰胆碱保肝；左乙拉西坦抗癫痫；咪达唑仑 + 瑞芬镇静镇痛，以及 CRRT。患者病情危重，动态监测生命体征及指标变化，密切监测患者炎性指标及微生物血培养。患者炎症反应明显，分别于 9 月 10 日、11 日予以雅美罗 536.8 mg 处理。9 月 12 日患者四肢出现花斑，肢端逐渐发黑，皮温降低，且出现凝血功能进一步恶化，根据多学科及会诊讨论意见，先后予以肝素、利伐沙班抗凝治疗，并继续输注血制品纠正凝血异常。经积极治疗，患者病情有所稳定，炎症反应较前改善，肾功能逐步恢复，肝功能较前好转，血流动力学较前稳定。9 月 20 日患者出现气道出血，9 月 21 日出现消化道出血，伴血流动力学不稳定，并出现反复心律失常。予以积极输注血制品，NE、肾上腺素及垂体后叶素积极抗休克治疗，胺碘酮控制心室律。虽经积极救治，患者病情仍迅速恶化，循环无法维持，血压、HR、氧合进行性下降。9 月 22 日 13:10 患者 HR 降至 0，双侧瞳孔散大、固定，对光反射消失，大动脉搏动消失，心电图示一直线，宣告临床死亡。其体温及中性粒

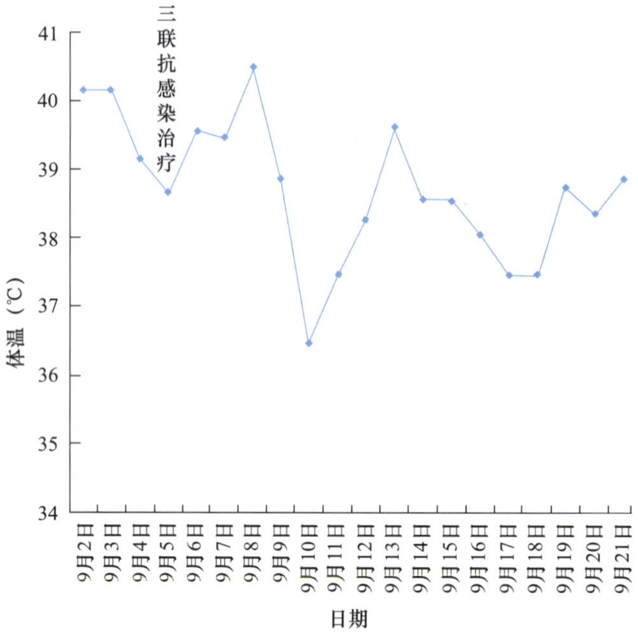

图 11-1　一例恶性肿瘤合并重症感染患者的体温变化趋势图

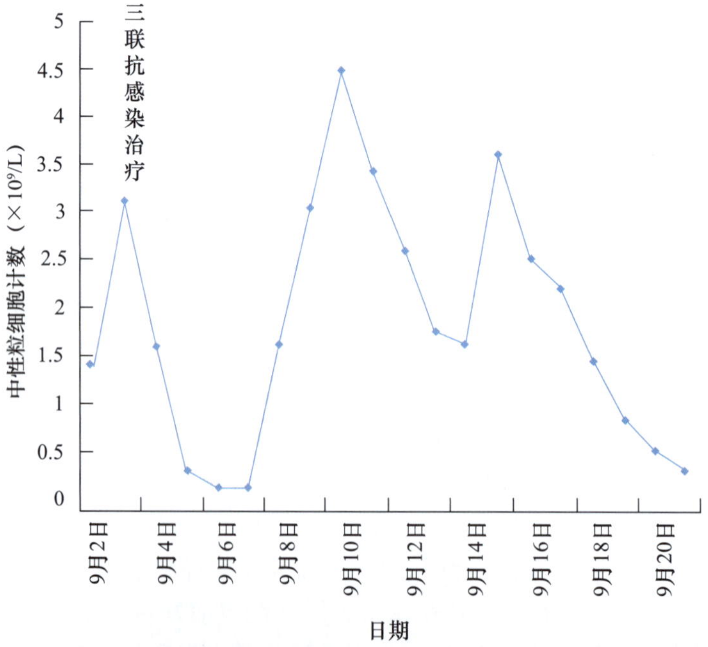

图 11-2　一例恶性肿瘤合并重症感染患者的中性粒细胞计数变化趋势图

细胞计数变化趋势见图 11-1、图 11-2。

【分析与讨论】

CAR-T 细胞治疗在复发及难治性恶性淋巴肿瘤中表现出很高的缓解率，但同时也伴有严重的毒性，CRS 是 CAR-T 细胞治疗后最严重的并发症，主要表现为大量炎症因子释放及多器官功能衰竭。患者在 CAR-T 治疗后出现了严重的 CRS 反应。CRS 患者感染风险很高，多数感染发生在 CAR-T 细胞输注早期，CRS 的严重程度是感染的最重要的危险因素。CRS 的免疫抑制疗法可掩盖一些感染的征象，从而延迟感染的诊断和治疗。本例患者在 2019 年 9 月 2 日予以回输 CAR-T 细胞时出现发热症状，立即予以万古霉素＋美罗培南＋卡泊芬净经验性抗感染，其后多次查血培养结果均呈阴性。9 月 24 日血培养结果回报鲍曼不动杆菌。血液系统恶性肿瘤患者则可能会因免疫系统功能障碍继续发热。本例患者存在 CRS，抗感染疗效呈现迟。经过积极的处理，病情曾有所好转，体温下降，炎症反应较前改善，肾功能逐步恢复，肝功能较前好转，血流动力学趋于稳定。9 月 20 日患者出现气道出血，9 月 21 日出现消化道出血，伴血流动力学不稳定，并出现反复心律失常。予以积极输注血制品，NE、肾上腺素、垂体后叶素积极抗休克治疗，胺碘酮控制心室律。虽经积极救治，但患者病情仍迅速恶化，循环无法维持，血压、HR、SpO_2 进行性下降，病情难以控制，最终患者死亡。

【总结】

1. 恶性肿瘤免疫抑制患者因经验性抗感染治疗，血培养等体液培养常呈现假阴性，需多次复查明确。

2. CRS 患者感染风险高，感染后加重 CRS，因此推荐早期广谱抗感染治疗。

3. 重症感染患者常有多器官功能受累，需要多学科协作制订治疗方案。

4. 抗菌药物治疗应持续至少整个中性粒细胞缺乏期间（直至 ANC＞0.5×10^9/L）。

病例 2

【病例简介】

肿瘤术后患者免疫功能低下，如无及时恰当的抗菌药物治疗，感染相关病死率极高。且腹腔术后患者，存在革兰阴性杆菌、革兰阳性球菌及厌氧菌混合菌感染，需要早期经验性广谱抗生素治疗覆盖上述菌种。

【病例资料】

患者，男性，64 岁，因“发现直肠占位十余日”于 2020 年 5 月 25 日入院。

【现病史】

2020 年 5 月 8 日患者为复查慢性肾脏病于外院住院治疗，住院期间查 Hb 52 g/L，为重度贫血，随即输注 O 型 RH 阳性红细胞悬液 2 U，后可见患者大便次数增多，掺杂鲜红色血液，遂查肠镜提示直肠占位，病理报告为高级别上皮内瘤变，灶性疑有癌变。患者无腹痛腹胀，恶心呕吐等不适主诉，现为进一步诊治，拟“直肠肿瘤”收入我院。患者病程中，意识清，精神可，大便如上所述，胃纳睡眠可，体质量下降（具体不详）。

患者入院后完善相关检查，排除手术禁忌证后，于6月1日行L-Miles术，手术顺利。术后严密监测患者出入量及血电解质、血糖，并适时调整，同时申请少浆血、白蛋白补充，促血小板生成素（thrombopoietin，TPO）促红细胞。患者术后引流量偏大，呈淡血性，故暂未予抗凝治疗。患者术后尿量约1000 ml/天，无双下肢水肿，未诉胸闷气促，造口排气排便畅。逐渐开放饮食至半流质饮食。6月8日患者自述左下腹部疼痛，查体全腹稍膨隆，肠鸣音弱，左下腹压痛，反跳痛不明显，伴轻微肌紧张，当时无发热，造口有排气排便，立即查血常规检查结果：WBC 8.07×10^9/L，中性粒细胞计数77.4%，Hb 80 g/L，查腹部立卧位X线片，见肠管积气扩张，膈下少量游离气体，术后改变可能。考虑麻痹性肠梗阻，腹膜炎可能，给予禁食补液对症处理。6月10日上午患者腹部体征明显加重，同时HR快、血压低、无尿，感染性休克表现，急查CT见腹腔大量积气积液，遂急诊剖腹探查。患者病情危重，合并多系统疾病，术后带管转ICU继续治疗。

【既往史】

否认高血压、冠心病、糖尿病、肺结核、乙型肝炎等病史。

【体格检查】

患者麻醉状态，持续呼吸机辅助通气（SPON模式、PS 14 cmH_2O、FiO_2 40%），体温36℃、呼吸频率18次/分、脉搏116次/分、血压94/52 mmHg［NE1.5 μg/（kg·min）联合肾上腺素0.6 μg/（kg·min）维持］、SpO_2 100%；慢性病容、消瘦，睑结膜苍白，双侧瞳孔等大、同圆，对光反射灵敏，颈口唇无发绀，颈静脉无怒张，两肺呼吸音粗，未闻及湿啰音，心律齐，未闻及杂音。腹平，腹部留置3条引流管（肝-肾隐窝、右结肠旁沟、盆腔）切口渗血不止，引流管引出淡血性腹水。肠鸣音未闻及，双下肢水肿。

【辅助检查】

2020年6月10日血常规检查结果：WBC 0.28×10^9/L，Hb 64 g/L，血小板计数15×10^9/L；凝血功能：APTT 103.1秒；血生化：血清乳酸7.61 mmol/L，ALT 15 IU/L，AST 41 IU/L，总胆红素121 μmol/L，白蛋白11 g/L，肌酐386 μmol/L，钾3.51 mmol/L，钠152 mmo/L，CRP 121 mg/L，氨基末端B型利钠肽前体29 958.0 pg/ml。

【诊疗过程】

患者转入我科后诊断感染性休克明确，按感染性休克早期集束化治疗，使用抗生素前进行相关病原学培养、膜腔感染多为阴性杆菌、阳性球菌及厌氧菌混合菌感染常见立即予美罗培南0.5 g（每12 h一次）联合万古霉素进行高效广谱抗感染治疗、适量液体复苏、CVP维持在8～12 mmH_2O为宜，NE维持血压（平均动脉压维持≥65 mmHg）、每小量尿量维持在>0.5 ml/kg。患者已进行手术切除坏死肠管、膜腔冲洗引流及肠管造瘘手术，术中可见肠管毛细血管及创面渗血不止提示DIC形成，术后积极申请红细胞、新鲜冷冻血浆、冷沉淀输注纠正贫血，补充凝血因子改善凝血功能治疗。2020年6月11日凌晨，患者出现血压下降，加大NE剂量不能维持，病情危重，患者家属签字放弃抢救。

【分析与讨论】

患者原有直肠癌，行L-Miles手术，术后7天（6月8日）患者出现病情变化出现腹痛，此后腹胀加重，行腹立位 X 线片提示膈下有少量游离气体。在全身麻醉下行剖腹探查，术中可见患者左侧降结肠缺血、坏死。有一大小约 2 cm×2 cm 瘘口形成，腹腔大量粪渣污染，肠管缺血、坏死明显，肠系膜小血管弥漫性渗血，DIC 形成，术中休克严重。患者诊断感染性休克明确，病因考虑为肠管缺血、坏死致肠瘘，粪便污染腹腔致感染性休克。病情危重，预后差。恶性肿瘤患者免疫功能异常，可掩盖一些感染的征象，延迟感染的诊断和治疗。另外，患者腹腔手术后，多为革兰阴性杆菌、革兰阳性球菌及厌氧菌混合菌感染，需要早期经验性广谱抗生素治疗覆盖上述菌种。

【总结】

1. 恶性肿瘤患者术后易并发感染，早期清除感染灶有利于改善预后。

2. 恶性肿瘤患者免疫功能异常，早期无明显发热等体征，临床医师需提高警惕，予以鉴别，早期可给予经验性抗感染治疗，延缓疾病进展。

参考文献

[1] Rhee C, R Dantes, Epstein L, et al. Incidence and trends of sepsis in US hospitals using clinical vs claims data, 2009-2014. JAMA, 2017, 318(13): 1241-1249.

[2] Hensley MK, Donnelly JP, Carlton EF, et al. Epidemiology and outcomes of cancer-related versus non-cancer-related sepsis hospitalizations. Crit Care Med, 2019, 47(10): 1310-1316.

[3] Xie J, Wang H, Kang Y, et al. The epidemiology of sepsis in chinese ICUs: A national cross-sectional survey. Crit Care Med, 2020, 48(3): e209-e218.

[4] Dimopoulos G, Rovina N, Patrani M, et al. Past history of stage Ⅰ/Ⅱ solid tumor malignancy impacts considerably on sepsis mortality: a propensity score matching analysis from the hellenic sepsis study group. BMC Infect Dis, 2019, 19(1): 831.

[5] Sandherr M, Hentrich M, von Lilienfeld-Toal M, et al. Antiviral prophylaxis in patients with solid tumours and haematological malignancies--update of the Guidelines of the Infectious Diseases Working Party(AGIHO) of the German Society for Hematology and Medical Oncology (DGHO). Ann Hematol, 2015, 94(9): 1441-1450.

[6] Toomey DP, Dhadda AS, Sanni LA, et al. Fatal herpes simplex virus hepatitis following neoadjuvant chemoradiotherapy and anterior resection for rectal cancer. Ann R Coll Surg Engl, 2014, 96(8): e12-e14.

[7] Martin-Loeches I, Lemiale V, Geoghegan P, et al. Influenza and associated co-infections in critically ill immunosuppressed patients. Crit Care, 2019, 23(1): 152.

[8] Fung M, Kim J, Marty FM, et al. Meta-analysis and cost comparison of empirical versus pre-emptive antifungal strategies in hematologic malignancy patients with high-risk febrile neutropenia. PLoS One, 2015, 10(11): e0140930.

[9] Nahid P, Dorman SE, Alipanah N, et al. Executive summary: official American thoracic society/centers for disease control and prevention/infectious diseases society of America clinical practice guidelines: treatment of drug-susceptible tuberculosis. Clin Infect Dis, 2016, 63(7): 853-867.

[10] Lewinsohn DM, Leonard MK, LoBue PA, et al. Official American thoracic society/ infectious diseases society of america/centers for disease control and prevention clinical practice guidelines: diagnosis of tuberculosis in adults and children. Clin Infect Dis, 2017, 64(2): 111-115.

[11] Thursky K, Lingaratnam S, Jayarajan J, et al. Implementation of a whole of hospital sepsis clinical pathway in a cancer hospital: impact on sepsis management, outcomes and costs. BMJ Open Qual, 2018, 7(3): e000355.

[12] Pappas PG, Kauffman CA, Andes DR, et al. Clinical practice guideline for the management of candidiasis: 2016 update by the infectious diseases society of America. Clin Infect Dis, 2016, 62(4): e1-50.

[13] Marr KA, Schlamm HT, Herbrecht R, et al. Combination antifungal therapy for invasive aspergillosis: a randomized trial. Ann Intern Med, 2015, 162(2): 81-89.

[14] Kung HC, Huang PY, Chen WT, et al. 2016 guidelines for the use of antifungal agents in patients with invasive fungal diseases in Taiwan. J Microbiol Immunol Infect, 2018, 51(1): 1-17.

第十二章　艾滋病合并重症感染

一、艾滋病合并重症感染的定义

艾滋病是获得性免疫缺陷综合征（acquired immune deficiency syndrome，AIDS）的简称，是由 HIV 引起的人体免疫细胞功能缺陷，导致一系列致病微生物感染和肿瘤发生的致命性综合征。艾滋病合并重症感染即当 HIV 患者伴或不伴有其他病原体感染时出现的器官功能障碍，本病可严重危及生命。

二、艾滋病合并重症感染的流行病学

联合国艾滋病联合规划署（The Joint United Nations programme on HIV/AIDS，UNAIDS）和世界卫生组织（World Health Organization，WHO）统计数据显示，2019 年，全球有 3800 万人（3160 万～4450 万）感染 HIV，其中成人有 3620 万人（3020 万～4250 万），0～14 岁儿童有 180 万人（130 万～220 万）；170 万人（120 万～220 万人）为新增感染 HIV；69 万人（50 万～97 万）死于与艾滋病相关疾病，而 2004 年死亡人数为 170 万人（120 万～240 万），2010 年为 110 万人（83 万～160 万）。2010 年以来，与艾滋病相关的病死率下降了 39%。至 2019 年底，共计 7570 万人（5590 万～1 亿）感染 HIV，3270 万人（2480 万～4220 万）死于与艾滋病相关的疾病。另外，截至 2020 年 6 月 30 日，UNAIDS 数据显示，中国 HIV 感染者为 902 677 人。截至 2020 年 6 月，全球已有 2600 万人（2510 万～2620 万）开始接受抗逆转录病毒疗法（antiretroviral therapy，ART），而中国有 86 万人在接受 ART。

既往研究均表明，由于 $CD4^{+}T$ 细胞免疫缺陷，感染 HIV 的人患其他感染的风险极大增加。发达国家的相关研究报告显示，随着联合 ART（combined antiretroviral therapy，cART）的引入，HIV 感染患者患肺孢子虫肺炎等机会性感染的发生率已大大降低，同时，HIV 重症患者队列研究显示，脓毒症发病率增加，是 ICU 入院的原因之一。脓毒症发病率高，病死率高，是 ICU 患者的首要死因。脓毒症的发病率高达每年 535/10 万人，并且还在上升。院内病死率仍然很高，达 25%～30%。全球每年脓毒症患者数超过 1900 万，其中有 600 万患者死亡，病死率超过 75%，存活的患者中约有 300 万人存在认知功能障碍。流行病学研究表明，根据 HIV 感染率和 ICU 入院率的地区差异，脓毒症患者中有 1%～10% 由 HIV/AIDS 个体组成。另有研究显示，脓毒症占 HIV 阳性患者入 ICU 的比例为 12%～31%，并且预后较差。在 HIV 感染高流行地区，所统计的非洲国家的医院中，发热的患者中 31%～83% 感染了 HIV，其中 10%～32%

的患者患有细菌性血液感染，病死率为 25%～46%。国内尚未见大型 HIV 合并重症感染的流行病学调查报道，这一空白仍有待填补。

三、艾滋病合并重症感染的病原学特点和高危因素

HIV 感染会影响免疫反应，一方面，HIV 感染的宿主更容易受到侵袭性感染，另一方面，可进一步加剧宿主对脓毒症的反应失调。Silva 等研究选择 ICU 的 58 例重症败血症 / 脓毒性休克患者（36 例 HIV 阳性和 22 例 HIV 阴性）。结果显示，HIV 阳性患者的主要感染部位是肺和腹部，其中真菌和分枝杆菌感染分别为 44.4% 和 16.7%，而 HIV 阴性患者败血症的主要病因是革兰阴性杆菌（36.4%）和革兰阳性球菌（36.4%）感染。其他研究表明，在全球范围内，即使使用有效 cART 的患者，HIV 感染者尤其是非伤寒性沙门菌（non-typhoid *Salmonella*，NTS）和肺炎链球菌感染细菌血液感染的风险增加。在有效的 cART 时代，细菌性脓毒症已成为 HIV 患者死亡的主要原因。Bozza 团队分析了 88 例 HIV 阳性患者，其中 44 例患者（50%）在入 ICU 时或入住 ICU 期间患有脓毒症。与非脓毒症患者相比，脓毒症患者更可能来自病房（75% *vs.* 45%，$P<0.01$），肺是最常见的感染部位（52%），其次是原发性血液感染（38%）、静脉导管相关菌血症（7%）和 UTI（3%）。在该团队的队列研究中，医院感染是脓毒症的源头，占 90%。感染的微生物学主要由革兰阴性杆菌组成，如铜绿假单胞菌 10 例（22.73%），葡萄球菌 9 例（20.45%），肺炎克雷伯菌 6 例（13.64%），结核分枝杆菌 6 例（13.64%），肠杆菌 5 例（11.36%），大肠埃希菌 3 例（6.82%），不动杆菌属 3 例（6.82%）及黏质沙雷菌 3 例（6.82%）。也有单个病例的嗜麦芽胞杆菌、艰难梭菌、弗氏梭菌、洋葱伯克霍尔德菌及念珠菌。另外，脓毒症患者中有 19 例（43%）检出菌血症，且与感染部位无关。

国内现有 AIDS 合并重症感染的病原学相关研究与国外相似。2015 年，卢祥蝉等分析了 78 例 AIDS 合并重症肺炎患者并成功分离各类菌株 53 例，病原谱由高至低依次为真菌感染、革兰阴性菌、革兰阳性菌、结核分枝杆菌、CMV。78 例中 9 例感染 4 种病原，17 例感染 3 种病原，20 例感染 2 种病原，7 例为单一病原感染。不同病原感染确诊率或临床诊断率依次为结核分枝杆菌、细菌（不包括结核分枝杆菌）、CMV、真菌。在 2020 年，李惠琴及其团队发表了一项 46 例 AIDS 合并脓毒症患者临床特征分析的研究，结果表明，HIV 感染合并脓毒症患者机会性感染最多见部位依次是血液系统、消化系统及呼吸系统。合并有 2 种以上机会性感染者有 38 例，占 82.61%，单一机会性感染者 8 例，占 17.39%。感染的微生物主要有马尔尼菲蓝状菌 9 例（30%），大肠埃希菌 6 例（20%），肺炎克雷伯菌 6 例（20%），金黄色葡萄球菌 3 例（10%），马红球菌 2 例（6.66%），表皮葡萄球菌 2 例（6.66%），玫瑰色库克菌 2 例（6.66%）。

综上所述，接受了 cART 治疗的患者免疫功能得以改善，这类患者合并重症感染时以革兰阴性菌最为常见，主要来源为院内感染。未行 cART 治疗的患者合并重症感

染以真菌和分枝杆菌等机会性感染为主。目前具体研究很匮乏，需要进一步的研究来深入了解这些患者败血症发病机制的特殊性。

此前，UNAIDS 最新公布感染 HIV 的高危因素：男同性恋者患 AIDS 的概率比正常性行为者高 26 倍；静脉吸毒者患 AIDS 的概率是未吸毒者的 29 倍；此外，性工作者及变性人群是患 AIDS 的高危群体。由于 AIDS 是全身免疫系统缺陷，极易受到外界病原体侵袭而打破机体内环境稳态，导致促炎症系统与抗炎症系统的失调，从而比正常人群更容易发生器官功能障碍。AIDS 患者发生重症感染的来源为院内感染，因此，缩短 AIDS 患者的住院时间、避免不必要的有创检查与治疗、保持健康的生活方式和习惯，避开高危因素，能有效减少患者感染的风险。

四、艾滋病合并重症感染的抗感染策略

（一）ICU 中 HIV 感染患者应用 ART 的策略

长期以来，在 ICU 中治疗 HIV 感染患者是否应用 ART 引发 ICU 临床医师们的一系列思考。例如：ART 能否改善危重患者的预后？应用这些药物相关的风险是否超过可能的收益？已经接受抗逆转录病毒治疗的患者是否应该继续在 ICU 接受治疗？在 ART 联合治疗的第一个十年结束时，这些重要问题仍未得到解答。在 ICU 中支持和反对使用 ART 的争论颇为激烈。

一方面，ART 可改善免疫功能。根据研究，尽管使用 ART 改善免疫功能可能是有益的，但尚不清楚 CD4 细胞计数和血浆 HIV RNA 水平对病死率的短期影响。在慢性 HIV 感染中，通过 ART 改善免疫功能可降低机会性感染和癌症的风险，对于治疗进行性多灶性白质脑病等原本缺乏有效疗法的疾病非常重要。这种治疗可能有助于减少感染 HIV 的重症患者的并发症和死亡风险。新的抗逆转录病毒药物及其组合药物毒性的降低进一步加强了在 ICU 中使用此类药物的观点。对于已经接受 ART 的患者，治疗的终止可能会导致耐药性病毒的出现，这将使患者目前的治疗方案在未来无效。尤其是正在接受依非韦伦或奈韦拉平治疗的患者。因为终止治疗时，这些抗逆转录病毒药物的半衰期非常长，而其他抗逆转录病毒药物水平随着时间降低，这将导致单一抗病毒治疗时患者疗效差。

另一方面，许多临床医师反对在 ICU 中使用 ART。免疫重建综合征可能会导致已经很严重的疾病的临床恶化，并且这种综合征可能使医师不愿在 ICU 中启动 ART。与抗逆转录病毒药物相关的药物相互作用和毒性作用会使危及生命的疾病的管理复杂化。除了与抗逆转录病毒药物的分布和吸收有关的问题外，对于急性和多器官系统衰竭的患者，此类药物的给药还存在不确定性。由吸收不良、器官衰竭和药物相互作用引起的药动学改变可能使患者处于亚治疗药物水平和耐药性的风险中，或者与之相反，使患者处于治疗过度和不良反应的风险中。

目前为止，还无随机临床试验和共识性指南可协助做出有关在 ICU 中使用 ART 的决定。目前只有少数回顾性研究可能有助于解决临床医师们面临的一些临床问题。在使

用 ART 时需要逐案审查，因此，我们建议采用以下流程框架（图 12-1）。该流程图为在 ICU 中使用 ART 做出决策提供了框架。应根据法律法规 / 机构政策和既定准则进行 HIV 检测和披露。应向 HIV 血清阴性的患者提供有关 HIV 预防和降低风险的咨询服务，所有被鉴定为患有高危行为的患者均应接受咨询。前 3 个月的 HIV 感染应在 6 周后重新进行 HIV 血清转换测试。应根据既定指南治疗与 AIDS 相关的疾病。应继续或根据既定指南预防机会性感染。ART 如果出现与这种疗法相关的严重威胁生命的毒性作用（例如乳酸性酸中毒）或这种疗法可能导致器官功能障碍或衰竭的患者，应立即停用。如果患者的病情恶化，尽管 ICU 管理和艾滋病相关疾病的治疗最佳，但仍应强烈考虑开始联合抗逆转录病毒治疗。AIDSinfo 网站上也提供了使用抗逆转录病毒药物的最新指南。入 ICU 之前接受 ART 且有病毒学抑制作用（血浆 HIV RNA 低于检测限）的患者，如果可能，应继续其 ART。继续接受治疗的患者应没有继续治疗的禁忌证，例如，ICU 中使用的药物与 ART 之间的相互作用。相反，对于可检测到血浆 HIV RNA 的患者，在 ICU 中继续抗逆转录病毒治疗的益处尚不清楚。对于这些患者，从业人员应咨询 HIV 专家。

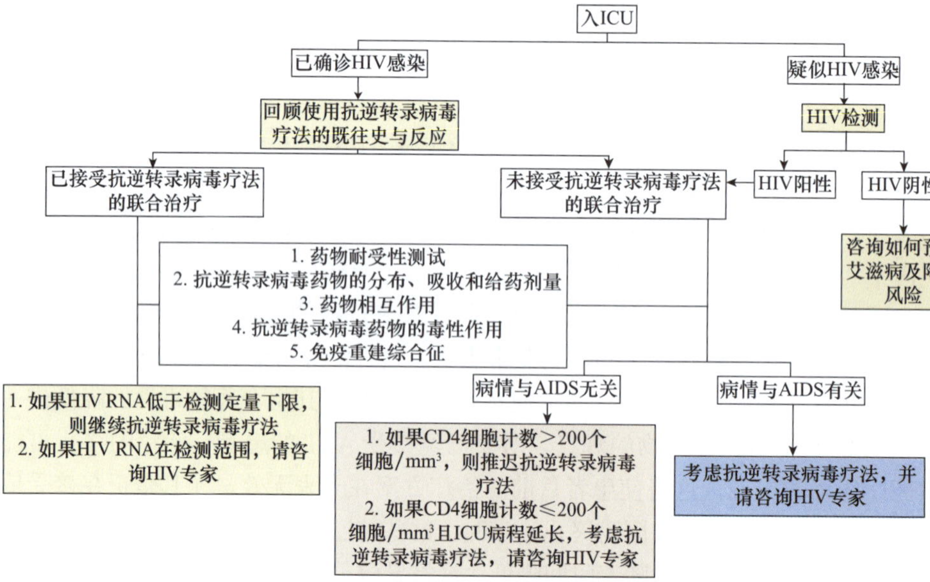

图 12-1 进入重症医学科的人类免疫缺陷病毒患者的治疗策略

基于有限的可用数据，建议以下管理原则，与艾滋病无关的 ICU 患者，应推迟开始 ART。如果 CD4 细胞计数＜200 个细胞 /mm^3，则患者机会感染的风险增加，从而导致 ICU 病程延长。所以，对于 CD4 细胞计数＜200 个细胞 /mm^3 的患者，还应按照现行指南的规定，预防机会性感染。相比之下，对于患有 AIDS 相关诊断而进入 ICU 的患者，应考虑使用 ART。该建议适用于在 ICU 住院期间进行了最佳 ICU 管理和治疗后，但生理状况依然恶化的患者。然而，在开始抗逆转录病毒治疗之前，需要考虑几个重要因素，包括测试 HIV 药物耐药性，抗逆转录病毒药动学，药物相互作用和毒性作用。其次，接受抗逆转录病毒治疗的患者应考虑免疫重建综合征的发展。

（二）ICU 中 HIV 合并重症感染患者的抗菌药物的选择

随病情发展出现脓毒性休克时病死率高，因此 AIDS 患者临床诊断脓毒症后，入院后立即行病原体培养，在等待培养结果的同时，尽快经验性给予广谱抗菌药物治疗，减少患者因脓毒性休克导致的死亡，改善患者预后。

五、临床病例分析

【病例简介】

金黄色葡萄球菌是普通人群中菌血症的常见原因，可导致严重的转移性感染，尤其是免疫功能低下者。及时诊断和治疗可产生良好的效果。现介绍一例 HIV 感染患者合并金黄色葡萄球菌引起的肺栓塞和肾脓肿者，被诊断为 BSI 及其相关并发症（败血症性肺栓塞，右肾脓肿和右侧肾静脉血栓形成）。MRSA 已被确定为败血症的病因，并已通过外科手术和抗菌药物成功治疗。静脉注射万古霉素是主要治疗方法，待菌血症消退后口服利奈唑胺。

【病例资料】

患者，男性，34 岁，以“发热 2 天”为主诉入院。

【现病史】

该患者 2 天前无诱因出现发热，最高体温不详，伴有发冷和右侧肋骨角严重疼痛，口腔轻度干燥。

【既往史】

既往曾有带状疱疹感染病史 1 年，口服阿昔洛韦治疗，双腿均复发性毛囊炎，给予口服环丙沙星治疗。该患者有与多个男性伴侣的性交史，未使用避孕套。

【体格检查】

体温 38 ℃，呼吸频率 18 次 / 分，HR 130 次 / 分，血压 130/80 mmHg。心动过速，无杂音，右侧肋骨角压痛。实验室检查结果：Hb 13.1 g/dl，WBC 8.70×10^9/L，血小板计数 51.4×10^9/L；肌酐 23.76 μmol/L，白蛋白 27 g/L，血糖 4.3 mmol/L，磷酸肌酸激酶（CPK）：90 mg/dl，LDH 307 IU/L，AST 43 U/L，ALT 33 U/L。尿液分析显示 pH 5.5、30 个白细胞 / 视野和 215 mg/dl 蛋白质。

【辅助检查】

入院后进行了对比增强的胸腹部 CT 检查，发现肺部多发性结节呈双侧和弥散性分布，提示基底肺图像中有脓性栓子（图 12-2）。腹部 CT 示肾脏受累，右侧肾盂肾炎伴有皮质病变，提示血行播散。经食管心脏超声检查未显示心内膜炎的证据。第四代 HIV ELISA 检测呈阳性，HIV-1 RNA 病毒载量为 78 000 拷贝 /ml，$CD4^+$T 细胞计数为 80 个细胞 /mm^3。

【诊疗过程】

入院后开始静脉注射头孢曲松钠 2 g 作为经验性治疗 UTI。在开始抗生素治疗

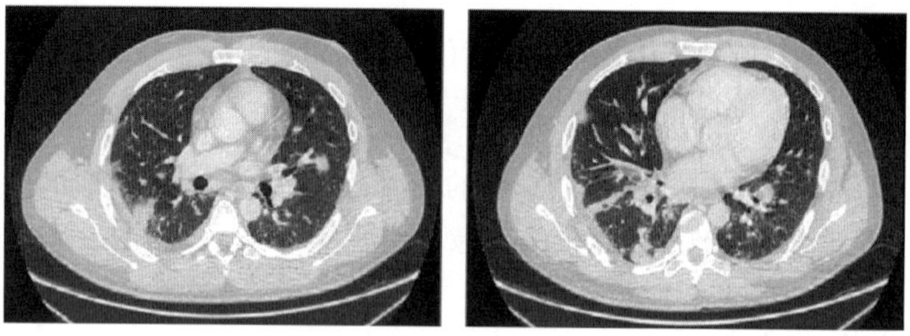

图 12-2 一例 HIV 感染患者金黄色葡萄球菌化脓性栓塞引起的多发性肺结节

之前，收集了尿液样本进行培养，最终报告没有进行微生物分离。外周血培养阳性，显示革兰阳性球菌。因此，添加万古霉素被到抗菌治疗中。MRSA 由 Vytek2®（bioM´erieux Inc.）鉴定，具有社区获得的易感性模式，易感抗生素：万古霉素 MIC＜1 μg/ml，克林霉素 MIC＜0.25 μg/ml，TMP/SMX MIC＜10 μg/ml，利奈唑胺 2 μg/ml；耐药抗生素：左氧沙星 MIC＜4 μg/ml，奥沙西林 MIC＞4 μg/ml，停用头孢曲松。

在开始以 20 mg/（kg・d）服用万古霉素 5 天后，该患者仍患有 SIRS。复查腹部 CT，示右肾脓肿和同侧肾静脉血栓形成（图 12-3）。行肾切除术后，肾脓肿的培养示 MRSA 感染，随后的血培养结果为阴性。在 BAL 和毛囊炎活检培养物中也鉴定出了 MRSA。患者临床改善明显，达到出院标准，出院后将万古霉素换成口服利奈唑胺 600 mg，每天 2 次，并持续 2 周，直到门诊随访期间 CRP 阴性。就诊期间开始高活性 ART，经过 8 个月的高活性抗逆转录病毒疗法（highly active anti-retroviral therapy，HAART）后，其 HIV-1 RNA 病毒载量降至＜40 拷贝 /mm^3，绝对 $CD4^+$ 淋巴细胞增加到 134 个细胞 /mm^3。随访 1 年后患者未复发 MRSA 感染。

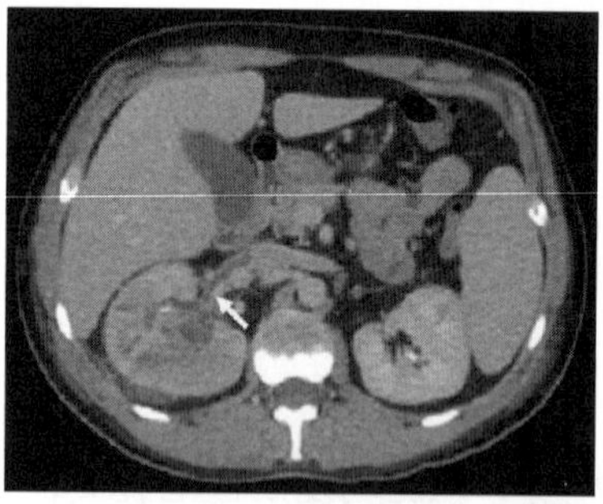

图 12-3 一例 HIV 感染患者右侧肾盂肾炎伴脓肿和同侧肾静脉血栓形成（白色箭头）

【分析与讨论】

据统计，HIV 感染者中金黄色葡萄球菌菌血症的发生率高于未感染 HIV 的人群。这种风险与细胞介导的免疫缺陷程度有关，尤其是在 $CD4^+T$ 细胞计数＜200 个细胞 /mm^3 的患者中。由金黄色葡萄球菌引起的 BSI 可分为“复杂感染”或“不复杂感染”。当存在转移的感染部位和栓塞证据时（如本例患者），并发肺部和肾脏受累，即为复杂感染。还应考虑其他与并发症相关的特征，例如社区获得性 MRSA，积极的随访血培养，持续 SIRS 和心血管功能障碍评估。

与医院获得性感染相比，社区获得性 MRSA 可以通过其降低的耐药性模式来区分。但是，它与导致并发症的毒力因子的产生有关，例如 α 溶血素等。这些 PAMPs 可能导致持续性 SIRS，过度的炎症和细胞吞噬导致随后的组织损伤，并且与脓毒症栓子的形成、坏死性感染、肺空结节、白细胞溶解、血栓形成和血小板减少症有关。由

HIV 引起的多种复杂因素与这种复杂的菌血症和脓毒症的结果相关，包括免疫应答机制受损、基因转录抑制、细胞功能障碍、神经内分泌失调、内皮损伤和心血管损害。脓毒性肺栓塞是这种情况下的明显并发症之一，其生理病理学特征是产生了含血栓的微生物，这些微生物随后通过静脉系统到达心脏的右侧，阻塞了肺血管，并导致了败血性肺梗死。薄壁组织中金黄色葡萄球菌是最常见的微生物病因，且最常见的来源是皮肤和软组织感染，其次是心内膜炎和血栓性静脉炎。由 MRSA 引起的菌血症，推荐万古霉素作为一线治疗药物及主要治疗方法。已经发布的用于治疗由 MRSA 引起的血液感染的替代药物还包括特拉万星、达巴万星、奥利万星及达托霉素。头孢洛林是唯一一种对 MRSA 表现出活性的 β- 内酰胺抗生素，目前已广泛用于抗肺和软组织感染。尽管尚未通过 FDA 批准用于血液感染，但标本处方作为挽救疗法已被证明是单一疗法或联合疗法中的有前途的替代方法。

【总结】

与 MRSA 相关的血液感染是一种严重的疾病，诊断和治疗都充满挑战。受 HIV 感染的患者比普通人群更容易受到感染，可以通过多学科管理降低发病率和病死率，遵循治疗原则，包括迅速查明和清除来源，排除可能的转移灶及开处方抗生素治疗。

参考文献

[1] Cohen J, Vicent JL, Adhikari NK, et al. Sepsis: a roadmap for future research. Lancet Infect Dis, 2015, 15(5): 581-614.

[2] Singer M, Deutschman C, Seymour CW, et al.The third international consensus definitions for sepsis and septic shock(Sepsis-3). JAMA, 2016, 315(8): 801-810.

[3] Huson MAM, Grobusch MP, Poll TVD. The effect of HIV infection on the host response to bacterial sepsis. Lancet Infect Dis, 2015, 15(1): 95-108.

[4] Huson MAM, Stolp SM, Poll TVD, et al. Community-acquired bacterial bloodstream infections in HIV-infected patients: a systematic review. Clin Infect Dis, 2014, 58(1): 79-92.

[5] Du H, Wu FY, Liu S, et al. Analysis of distribution and drug resistance of pathogens in patients AIDS or tuberculosis complicating with severe pneumonia under invasive mechanical ventilation. Chin Hosp Pharm J, 2015, 35(1): 39-43.

[6] Tao PF, Wang XC, Li HQ, et al. Clinical characteristics analysis of 46 AIDS patients with sepsis. Infect Dis Info, 2020, 33(6): 521-523.

[7] Huang L, Quartin A, Joans D, et al. Intensive care of patients with HIV infection. N Engl J Med, 2006, 355: 173-181.

[8] Medina-Pinon I, Reyes-Mondragón AL, Martínez-Reséndez MF, et al. Septic pulmonary emboli and renal abscess caused by staphylococcus aureus in an HIV-infected patient. Case Rep Infect Dis, 2018, 2018: 1460283.

第十三章　脾切除术后重症感染

一、脾切除术后重症感染的定义

脾切除术的主要长期并发症是脾切除术后重症感染（overwhelming post splenectomy infection，OPSI），也称为脾切除术后脓毒症综合征，具体定义为：发病后 24～48 h，全身性非特异性流感样前驱症状迅速恶化为全面暴发的暴发性脓毒症休克。

二、脾切除术后重症感染的流行病学

虽然 OPSI 没有明确的诊断标准，但及时识别并进行适当的治疗可防止病情进一步恶化和降低病死率。OPSI 的患病率为 0.1%～0.5%，病死率高达 50%。

三、脾切除术后重症感染的病原学特点和高危因素

感染的最高风险时期是脾切除术后 3 年。然而，在整个生命周期中感染风险仍然存在。有报道称，脾切除术后 20 年仍有发生暴发性感染的病例。2～5 岁儿童、创伤后脾切除术者、因血液恶性肿瘤或恶性疾病而行脾切除术者、免疫抑制或免疫缺陷者（如 HIV 感染者）发生 OPSI 的风险更大。

在 20 世纪 90 年代末至 21 世纪初，肺炎球菌被认为是脾切除术后感染的主要原因（57%～87%）。然而，最近的研究表明，脑膜炎奈瑟菌和流感嗜血杆菌（b 型）也是常见的病原菌。较少见的微生物包括革兰阴性细菌，如铜绿假单胞菌、犬咬嗜二氧化碳菌、巴尔通体属和巴倍虫属。肺炎球菌感染是目前最常见的，病死率高达 60%。然而，来自丹麦的报道显示，大肠埃希菌是引发脾切除术后菌血症最普遍的病原菌，但这可能是一种区域性现象，与脾脏切除患者同时使用青霉素和肺炎球菌疫苗有关。

OPSI 是一种医疗紧急情况，据报告在出现症状后的 12～24 h 发生了快速的心血管衰竭和死亡。开始时为前驱症状，伴有发热、寒战、肌痛、头痛、呕吐及腹痛，逐步导致昏迷、感染性休克及 DIC。多糖特异性抗体激活补体途径从而促进补体片段，导致血栓性血管闭塞。这可能提示 OPSI 与 DIC 之间存在关联。OPSI 使用皮质类固醇的适应证是双侧肾上腺出血，类似华 - 佛综合征（Wah - Buddha syndrome，WFS）。

四、脾切除术后重症感染的抗感染策略

OPSI 较难诊断，对有发热、发冷、腹泻及呕吐等症状的脾切除术患者都应评估是否存在 OPSI。患有严重脓毒症或脓毒症休克的患者必须根据脓毒症 3.0 进行评估，并及时给予经验性、广谱抗生素治疗。在进行抗生素治疗之前，应收集至少 2 套血液培养物，以鉴定致病病原体。实验室检查应包括血糖水平、血清乳酸浓度、电解质与血液学和肾脏概况。在等待血液培养结果时，应紧急进行外周血涂片或浅黄色的被膜以检测细菌的存在，并为了评估染色质小体（Howell-Jolly 小体）制作血液薄膜。证据表明，立即给予经验性抗菌治疗与提高生存率有关。此外，积极的液体治疗和持续的监测在 OPSI 的治疗中也发挥了重要的作用。为了减少炎症介质的水平和提高脾切除的肺炎球菌败血症的血流动力学的稳定性，考虑血液净化技术的辅助吸附剂治疗已被证明是有益的。

尽管得到了适当的治疗，OPSI 的病死率仍然很高，实施预防策略在有效管理脾切除个体中发挥重要作用。英国血液学标准委员会制定了预防和治疗无菌性或减少性人群感染的指南，分为患者教育、疫苗接种及抗生素预防 3 个方面。

（一）患者教育

绝大多数（85%）脾切除术患者不知道他们对感染性疾病的敏感性增加，也不知道需要采取相关的健康预防措施。不充分的信息和缺乏充分的教育是缺乏对疾病知识的认知。患者及其家庭成员应该以书面和电子形式告知自身无菌状态。必须提供的合格个人的信息内容（患者教育细节）包括：①脾切除术会增加终身感染的风险；② OPSI 的初始症状包括高热（＞38℃）、寒战、肌痛、头痛、呕吐及腹痛；③请告知医护人员您的无菌状态；④在动物咬伤和抓伤等情况下，立即寻求医疗救助；⑤考虑在旅行前寻求医疗建议，特别是在访问疟疾流行地区之前；⑥随身携带抗生素（可能对突发疾病有帮助）；⑦千万别忘了带上医疗警报。

（二）疫苗接种

所有无菌性个体必须接受肺炎球菌、b 型流感嗜血杆菌（*Haemophilus* influenzac type b，Hib）、脑膜炎球菌和每年接种流感疫苗。基于疫苗的临床效果，推荐用于感染预防。例如，免疫似乎在一定程度上降低了脾切除术后脓毒症的发生率。参照美国疾病控制与预防中心（Centers for Disease Control and Prevention，CDC）推荐的成人免疫接种时间表，脾切除个体详细的疫苗接种计划见表 13-1。

表 13-1　美国疾病控制与预防中心推荐的脾切除术后成人免疫接种计划

推荐疫苗	疫苗剂量	给药途径	给药时间
住院协议			
肺炎球菌 13 价结合物（PCV13：Prevnar 13）	0.5 ml	肌内注射	在出院日或脾切除术后第 14 天，以先到者为准

续表

推荐疫苗	疫苗剂量	给药途径	给药时间
流感 b 型嗜血杆菌疫苗（Hib：ActHIB）	0.5 ml	肌内注射	在出院日或脾切除术后第 14 天，以先到者为准
脑膜炎球菌疫苗（Menactra）	0.5 ml	肌内注射	在出院日或脾切除术后第 14 天，以先到者为准
B 型脑膜炎球菌血清组（Bexsero）	0.5 ml	肌内注射	在出院日或脾切除术后第 14 天，以先到者为准
短期随访			
肺炎球菌多糖（PPSV23：Pneumovax 23）	0.5 ml	肌内注射	首次接种疫苗 2 个月后
脑膜炎球菌菌苗	0.5 ml	肌内注射	首次接种疫苗 2 个月后
脑膜炎球菌血清组 B	0.5 ml	肌内注射	首次接种疫苗 2 个月后
长期随访			
肺炎球菌多糖	0.5 ml	肌内注射	首次用药后 5 年
脑膜炎球菌菌苗	0.5 ml	肌内注射	每 5 年
季节性流感疫苗	0.5 ml	肌内注射	每年

（三）抗生素预防

20 世纪 80 年代，2 项对照试验评估了预防性青霉素在患有镰状细胞病的儿童人群中的有效性，结果显示这些人群中肺炎链球菌感染率下降了。通常预防性药物的选择，如口服青霉素，现被认为效果较差，因为释放细菌耐药性。相比之下，阿莫西林-克拉维酸、TMP/SMX 或头孢呋辛的活性谱更广。最初，大多数指南建议在脾切除术后采用抗生素治疗方案，而是否终身持续抗生素预防可在评估感染的风险后决定。脾脏切除术后应按照指南的建议接受终身应用抗生素预防的高危人群包括：①<16 岁以下的儿童；②>50 岁以上的成年人；③既往有侵入性肺炎球菌感染史者；④因血液恶性疾病、恶性肿瘤和地中海贫血而行脾切除术的个体；⑤个体在脾切除术后的第一年；⑥镰状细胞性贫血患者；⑦对肺炎链球菌疫苗-23 反应不佳的个体。

五、临床病例分析

【病例简介】

高龄及因血液系统疾病脾脏切除患者更易发生 OPSI，且预后更差，原因可能是脾切除术后持续的免疫抑制。血液病（包括地中海贫血、遗传性球形红细胞增多症、自身免疫性溶血、免疫性血小板减少性紫癜或淋巴瘤）进行的脾切除术似乎比因创伤而进行的脾切除术具有更高的风险。

脾切除的患者有患危及生命的脓毒症的风险。分层风险的主要因素包括脾切除术发生的年龄、脾切除术后的后续时间间隔、脾切除术的原因及患者的整体免疫状态。

直到抗体反应的发展相对较晚时才获得针对被包裹的有机体的特异性抗体。虽然 OPSI 可以发生在任何年龄，但儿童患这种疾病的风险更大，特别是<2 岁的儿童。然而，文献中对 OPSI 发生率和时间的估计存在很大差异，有文献报道，脾切除后最初 2 年发生 OPSI 的风险最大。最近的报道建议所有无脾患者应接受最佳的建议和针对 OPSI 的保护，而不考虑潜在的病因，这是基于脾切除后严重脓毒症风险的增加是终身的证据。

【病例资料】

患者，58 岁男性，因“发热伴腹痛 3 周”于 2020 年 1 月 14 日入院。

【现病史】

患者 3 周前受凉后出现发热，体温最高时 38.8 ℃，寒战明显，伴有右腹部持续性钝痛，无恶心呕吐，无咳嗽、咳痰，至当地医院住院。查血常规、胸腹部 CT 及血培养。住院期间患者出现血压下降，予以积极补液但效果不佳，PiCCO 检测提示高排低阻，前负荷较多，肺水偏高，考虑感染性休克，予以 NE 维持血压，并予以注射用亚胺培南西司他丁钠、利奈唑胺口服混悬液积极抗感染；血必净、乌司他丁抗炎；激素改善血管活性药物的敏感性，并限制性液体复苏。患者循环逐步稳定，逐渐减少血管活性药物，患者感染指标及发热情况改善，并逐渐开放肠内营养，患者营养状态逐渐改善。但患者循环仍需小剂量血管活性药维持，患者家属为进一步治疗来我院，以“脓毒血症”收住我科。起病以来，患者夜寐一般，胃纳欠佳，尿量无殊，体重稍减轻。

【既往史】

2014 年发现左侧肾上腺占位，行腹腔镜左腹膜后肿瘤切除术。2016 年发现肿瘤胰腺处转移，行复杂性肠粘连松解术＋胰体尾脾脏切除术＋左肾切除＋腹膜后肿块切除术；2018 年行正电子发射计算机断层扫描（positron emission tomography-computed tomography，PET-CT）示：左肾上腺癌术后，术区腰大肌旁肿块及结节，氟代脱氧葡萄糖（Fludeoxyglucose，FDG）高摄取，考虑复发，肝左叶结节，考虑转移。行根治性左半结肠切除术，术后患者出现肠瘘，予非手术治疗后好转。2019 年 1 月行“结肠造口术＋小肠部分切除术＋肠粘连松解术＋空肠造口术”，术后出现肠造口缺血坏死，后又行“右半结肠切除术＋回肠造口＋腹腔引流术”，术后出现感染，给予积极抗感染和换药治疗但效果差，后在全身麻醉下行“清创游离植皮术＋大腿取皮术”。诊断糖尿病 1 年余，平时用胰岛素控制血糖，血糖控制可。否认高血压、心脏病史，否认肝炎、结核等传染病史。

【体格检查】

患者意识清，精神可。双肺呼吸音尚粗，右下肺呼吸音低，未闻及明显湿啰音。HR 91 次 / 分，心律齐，未闻及杂音。腹部平坦，可见陈旧性手术瘢痕，保留腹壁造口一个，尚软，无明显压痛反跳痛，肝肋下未及，脾脏缺如，移动性浊音阴性，肠鸣音正常。

【辅助检查】

血常规检查结果（2019 年 12 月 30 日）：WBC 44.8×10^9/L，中性粒细胞百分比 96.5%，血小板计数 435×10^9/L；PCT 7.5 ng/ml。胸腹部 CT 检查结果（2019 年 12 月

26日）：腹膜后转移伴多发转移术后，腹膜后区、左侧腹腔、左侧腹壁多发团块灶，两侧锁骨区、纵隔内、右侧膈肌上组多发淋巴结肿大，脾脏、左侧肾上腺、左肾缺如；肝内多发低密度灶，肝周积液积气；胆囊结石；两肺气肿，并多发肺大疱；两肺渗出灶。血培养结果为（2019年12月30日）大肠埃希菌。

【诊疗过程】

患者入院后予以完善相关检查，留取血尿痰等标本送检培养，送检痰液、血液的NGS，血液的NGS提示阴性。痰液的NGS提示疱疹病毒，序列数不高。考虑患者目前感染状态不重，暂不予以抗病毒治疗，给予丙种球蛋白、胸腺素增强免疫力，并给予加强营养，补充乳清蛋白、人血白蛋白，增加蛋白的摄入，纠正低蛋白血症，维持正氮平衡。延续亚胺培南西司他丁钠和利奈唑胺口服混悬液抗感染治疗，后多次复查胸部CT及血常规，肺部渗出及血常规较前好转，且无发热，且痰培养结果未见明显阳菌感染的证据，给予停用利奈唑胺口服混悬液，并注射用亚胺培南西司他丁钠降阶梯为注射用头孢哌酮钠舒巴坦钠。2018年5月27日患者感染指标呈上升趋势，伴有低热，尿液颜色浑浊，有絮状沉淀，尿常规提示白细胞计数增高且有酵母样菌生成，送检中段尿培养提示近平滑，予以加用氟康唑胶囊抗真菌，并给予0.9%氯化钠溶液冲洗膀胱，后患者尿常规白细胞数逐渐减少，体温正常。逐渐减少NE的剂量，且患者小便量可，后给予停用血管活性药物。给予血必净、乌司他丁抗炎，参附升压，对症支持治疗等措施。患者生命体征平稳，可自主进食，营养状态尚可，之后出院。部分指标见图13-1和图13-2。

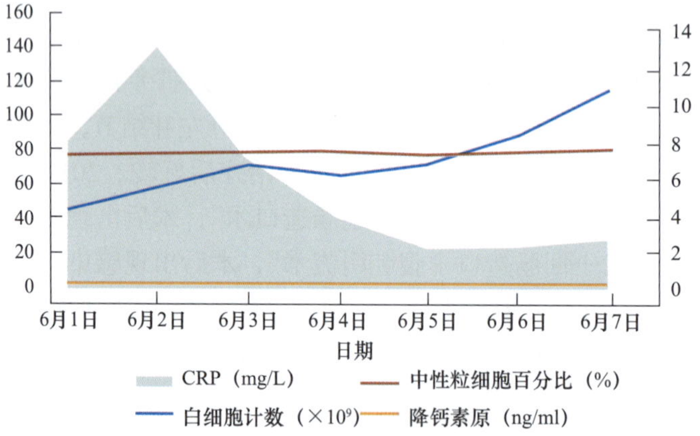

图13-1　OPSI患者出院前血常规情况

【分析与讨论】

脾是人体免疫器官，有保护机体免于外界微生物侵害。脾切除术患者发生致命感染并不令人惊讶。而OPSI是由链球菌引起。尽管在其他OPSI病例中发现了革兰阴性菌，但仍有约80%的病例发生肺炎。近年来，有研究报道，创伤后脾切除患者的外周免疫反应的几个方面，进行这些研究的具体目的是阐明引起OPSI发展的假定细胞机制，并确定患者更有效的治疗方案，特别提到非特异性免疫反应，在脾切除的受试者

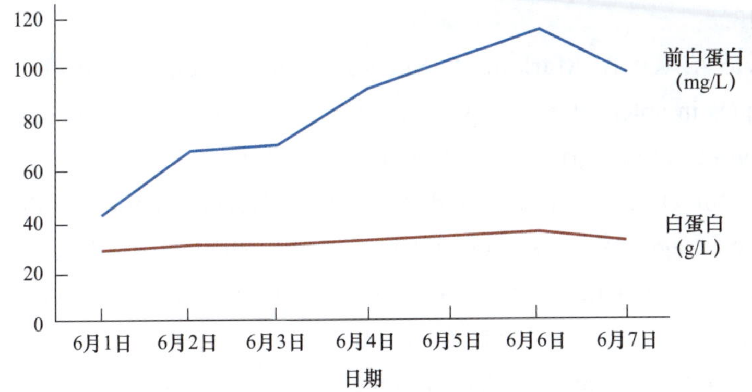

图 13-2　OPSI 患者出院前前白蛋白、白蛋白情况

中，即使在手术多年后，观察到粒细胞和单核细胞介导的吞噬和杀伤明显减少。对同一患者血清 γ 干扰素（interferon gamma，IFN-γ）和 IL-4 水平的测定显示，大多数患者的 2 种细胞因子均降低。观察到的 Th1 和 Th2 型细胞因子之间的不平衡可能对宿主有害，因为细胞免疫反应或体液免疫反应都会受到损害。事实上，由于巨噬细胞和（或）细胞毒性 T 细胞活化不足，缺乏 IFN-γ 的产生可能促进细胞内细菌和（或）病毒的进入。另一方面，IL-4 产生的减少可能会影响抗体的产生，在各种小鼠模型中已证明此结论，类异型转换和脾脏中 B 细胞的存活。

脾脏被认为是调节免疫系统的中心，免疫系统参与内分泌功能调控。脾切除术后的暴发性感染导致高达 50% 的病死率。

【总结】

1. 在积极控制感染的条件下，调整患者的免疫状态，增强免疫，特别是增强细胞免疫及体液免疫同时进行，最大限度地将患者的免疫状态提高到最佳，进而增加患者抗感染的能力。

2. 肠道的完整性很重要，也是人体的免疫器官，肠道营养吸收后可进一步增强患者免疫能力，进而增加抗感染能力。

参 考 文 献

[1] Weledji EP. Benefits and risks of splenectomy. Int J Surg, 2014, 12: 113-119.

[2] Taniguchi LU, Correia MD, Zampieri FG. Overwhelming post-splenectomy infection: narrative review of the literature. Surg Infect (Larchmt), 2014, 15: 686-693.

[3] Dellinger RP, Levy MM, Rhodes A, et al. Surviving sepsis campaign: international guidelines for management of severe sepsis and septic shock, 2012. Intensive Care Med, 2013, 39: 165-228.

[4] Leonardis F, De Angelis V, Frisardi F, et al. Effect of hemoadsorption for cytokine

removal in pneumococcal and meningococcal sepsis. Case Rep Crit Care, 2018, 2018: 1205613.

[5] Sinkovic A, Kit B, Markota A. Successful use of combined blood purification techniques in splenectomised patient with septic shock in streptococcus pneumoniae infection - a case report. BMC Infect Dis, 2018, 18: 433.

[6] Centers for Disease Control and Prevention. Recommended adult immunization schedule for ages 19 years or older. United States, 2019. 2020-01-27.

[7] Wang J, Jones P, Cheng AC, et al. Adherence to infection prevention measures in a statewide spleen registry. Med J Aust, 2014, 200: 538-540.

[8] Arnott A, Jones P, Franklin LJ, et al. A registry for patients with asplenia/hyposplenism reduces the risk of infections with encapsulated organisms. Clin Infect Dis, 2018, 67: 557-561.

[9] Premawardena C, Bowden D, Kaplan Z, et al. Understanding of the significance and health implications of asplenia in a cohort of patients with haemaglobinopathy: possible benefits of a spleen registry. Hematology, 2018, 23: 526-530.